AF405177

DR JULES ANZÉ

DE LA FACULTÉ DE MÉDECINE DE PARIS
ANCIEN EXTERNE DES HOPITAUX.

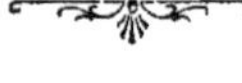

CONTRIBUTION A L'ÉTUDE

DES

Ostéomes

du

Brachial Antérieur

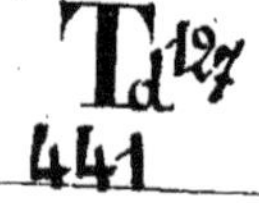

PARIS

INSTITUT INTERNATIONAL DE BIBLIOGRAPHIE SCIENTIFIQUE

93, Boulevard Saint-Germain, 93

1899

CONTRIBUTION A L'ÉTUDE

DES

OSTÉOMES

DU

BRACHIAL ANTÉRIEUR

Par le Dr **Jules ANZÉ**,

DE LA FACULTÉ DE MÉDECINE DE PARIS,

ANCIEN EXTERNE DES HOPITAUX.

PARIS

INSTITUT INTERNATIONAL DE BIBLIOGRAPHIE SCIENTIFIQUE

93, Boulevard Saint-Germain, 93

—

1899

A MON PÈRE

A MA MÈRE

HOMMAGE AFFECTUEUX DE RECONNAISSANCE FILIALE

A MES FRÈRES

A TOUS LES MIENS

A MES AMIS

AVANT-PROPOS.

L'idée de ce travail nous a été donnée, au cours de notre dernière année d'études, par notre Maître, Monsieur le Docteur Reynier, Professeur agrégé à la Faculté de Médecine, Chirurgien de Lariboisière.

Ayant eu l'occasion d'observer en peu de temps, dans son service si actif, deux cas d'*ostéomes du brachial antérieur*, Monsieur le Docteur Reynier nous a engagé à poursuivre sur ce sujet encore peu étudié, des recherches déjà commencées par lui d'ailleurs, et que son obligeance nous a singulièrement facilitées.

Il nous a permis de prendre l'observation des deux malades hospitalisés dans son service et opérés par lui, et dernièrement encore il a bien voulu nous communiquer un troisième cas.

Ces trois observations nouvelles sont donc le point de départ de nos recherches qui ont été aussi complètes que possible, en tout cas assez longues et fort consciencieuses.

Nous avons pu ainsi réunir sur ce sujet encore neuf, outre les observations nouvelles déjà citées, outre les observations pour ainsi dire classiques, un certain nombre de faits plus ou moins anciens qui se rapportent nettement à notre objet.

Enfin, nous espérons, par ce travail, mettre au point la pathogénie de ces ostéomes du brachial antérieur, moins rares qu'on le croit, et pourtant si délaissés par les auteurs qui ont écrit sur les ostéomes musculaires en général.

En terminant, nous espérons que Monsieur le Docteur Reynier voudra bien croire, et pour ses conseils éclairés, et et pour son accueil toujours amical, à notre vive reconnaissance.

DÉFINITION.

DÉLIMITATION DU SUJET.

Le nom d'*ostéomes musculaires* doit être aujourd'hui réservé aux *productions néoplasiques histologiquement osseuses*, *développées aux dépens d'un ou plusieurs muscles de l'économie, avec ou sans point de départ osseux, mais conservant le caractère de maladie locale, sans marche progressive ou extensive, sans retentissement général sur l'organisme.*

Justifions maintenant cette définition.

1) Nous disons néoplasies *histologiquement* osseuses, pour écarter de ce sujet les tumeurs dures, ressemblant à de l'os, disaient les anciens, et qui sont constituées soit par une sclérose fibreuse, soit par une calcification quelconque.

2) Nous disons un ou *plusieurs* muscles de l'économie, parce que dans deux observations encore seules (1), on a observé un ostéome développé dans deux muscles symétriques.

3) Nous disons *avec ou sans point de départ osseux*, parce que la clinique nous montre l'ostéome, tantôt se formant en plein muscle, loin de l'os et du périoste, tantôt, au contraire, surgissant pour ainsi dire de l'os ou du périoste.

____

(1) Boppe; Ladrevoit.

4) Nous ajoutons *conservant le caractère de maladie locale, sans marche progressive ou extensive, sans retentissement général*, pour écarter une entité nosologique voisine, la *myosite ossifiante progressive*, affection spéciale, bien différente de celle qui nous occupe, mais qui a pu, par son nom, prêter à confusion. Les anciens auteurs, en effet, appelaient les ostéomes musculaires : *ossification des muscles, myosite ossifiante*. Nous retrouverons d'ailleurs ce terme à propos de la pathogénie des ostéomes en général.

5) Enfin, dès maintenant, disons que les ostéomes musculaires peuvent se développer soit dans la portion charnue, soit dans le tendon des muscles.

CHAPITRE I.

Historique.

Le nom d'*ostéome musculaire* fut créé en 1874 par Josephson, médecin militaire allemand qui, dans un mémoire resté
longtemps méconnu, étudie quelques cas d'ostéomes des
muscles adducteurs des cavaliers. Ce n'est guère qu'à partir de 1888, qu'on commence à étudier avec un peu plus de
suite cette question, à propos d'un mémoire de Favier, médecin militaire français, sur les mêmes ostéomes, mémoire où
l'auteur engageait ses confrères militaires à rechercher des
cas analogues.

Ce n'est pas qu'avant cette époque les ostéomes musculaires
aient été complètement ignorés; mais les faits publiés an-
térieurement n'étaient pas classés, étaient regardés comme
des raretés pathologiques, et ceux que nous avons pu retrou-
ver dans les *Bulletins des Sociétés*, étaient presque tous
dénommés *myosite ossifiante, hyperostose, fracture*, etc. On
s'explique ainsi les cas publiés qui peuvent rester ignorés.
Nous avons fait de nombreuses recherches ; notre bibliographie et nos observations montreront la diversité des titres
de ces documents, avant le mémoire de Favier.

Le fait le plus ancien que nous ayons trouvé, est celui de
Combes-Brassard, de Milan, 1811, cité par Charvot, où l'auteur décrit manifestement un ostéome du brachial antérieur,

sous le nom d'ancienne fracture de l'apophyse coronoïde.

Dans les *Mémoires de la Société anatomique*, depuis sa fondation, nous avons trouvé un certain nombre de faits sous le titre de *myosite ossifiante, ossification des muscles, des tendons*. Ceux de Mascarel, 1840, Pigné 1843, Lebert, 1844, Demarquay, 1850, Barth, 1855, Gillette, 1868, et quelques autres qui ne nous intéressent qu'accessoirement, montrent bien, par les discussions qu'elles ont suscitées et où prirent part Broca, Desprès et autres, que l'étiologie, la pathogénie, l'anatomie pathologique des ostéomes étaient fort embrouillées.

Depuis le mémoire de Josephson et surtout celui de Charvot, l'étiologie semble d'abord se dégager et, après celui de Favier, la pathogénie commence à s'esquisser. A la théorie de la myosite ossifiante, seule invoquée jusque-là, s'ajoute celle de l'hématome musculaire précédant la transformation osseuse. Enfin le mémoire d'Orlow, 1888, invoque une troisième théorie qui, disons-le dès maintenant, a rallié depuis la faveur de beaucoup d'auteurs.

Dans ces dernières années, la question des ostéomes musculaires sort complètement de l'oubli : les faits publiés par les médecins militaires, le mémoire de Nimier, 1893, celui de Berthier, 1894, celui de Delorme, 1894, les discussions de la *Société de Chirurgie* de 1893-1894-1898, éclaircissent l'étiologie et la pathogénie.

Enfin, cette année 1899, une clinique de M. Reynier à Lariboisière met la question au point et semble fixer définitivement la pathogénie. C'est à son opinion que nous nous rallierons nous-même, après l'étude et la discussion des observations, après l'examen anatomo-pathologique.

CHAPITRE II.

Symptômes.

A. — *Symptômes des ostéomes musculaires en général.*

Les ostéomes musculaires se développent de deux façons, soit insidieusement, à la suite de traumatismes légers, mais répétés (équitation, port du sac... etc.), soit rapidement, à la suite d'un traumatisme violent.

Dans ce dernier cas, c'est presque toujours assez peu de temps après le traumatisme (de quinze jours à 3, 4 mois), qu'apparaît la tumeur. Mais, dans cet intervalle, existent le plus souvent déjà certains signes particuliers, consécutifs au trauma, et qui se rencontrent, toujours les mêmes, dans beaucoup d'observations. Nous les nommerons *symptômes primitifs*, par opposition aux *symptômes de la période d'état.*

Leur fréquence leur donne une grande importance, puisque par eux, on pourra peut-être prévoir l'apparition ultérieure de l'ostéome.

Ces *symptômes primitifs* (la lésion traumatique mise à part, contusion, plaie, luxation, voir l'étiologie) consistent ordinairement en :

1° Une *douleur* plus ou moins vive, suivant le traumatisme, douleur spéciale, s'accompagnant d'une sensation de déchirement, de craquement intérieur, bien accusés par le malade.

2° Un épanchement sanguin, quelquefois considérable. Cet épanchement peut être diffus dès le début, puis se résorber peu à peu, tandis qu'apparaît à l'endroit où sera l'ostéome, une nodosité de plus en plus dure, de plus en plus volumineuse. Il peut, au contraire, être dès les premiers temps, circonscrit à la région où se développera l'ostéome, c'est-à-dire qu'il peut y avoir un hématome enkysté. Ces cas sont fréquents : nous verrons l'importance qu'ils présentent au point de vue pathogénique.

Pendant cette période primitive, qui dure de 15 jours à trois ou quatre mois, le membre ne présente aucun autre symptôme que ceux qui sont sous la dépendance de la lésion produite par le traumatisme, c'est-à-dire que l'ecchymose, l'œdème, la plaie, la luxation, qui peuvent exister, évoluent comme à l'ordinaire. Les symptômes fonctionnels n'offrent rien de particulier ; la douleur et l'impotence persistent, si la lésion est grave, mais le plus souvent, elles s'atténuent graduellement, au fur et à mesure qu'on s'éloigne du traumatisme initial.

Quand le point de départ passe inaperçu, quand l'ostéome se développe insidieusement, le début se manifeste ordinairement par une *impotence* du membre atteint : c'est l'articulation voisine de l'ostéome qui voit ses mouvements de plus en plus gênés, de plus en plus réduits d'amplitude. Une ankylose progressive semble envahir l'articulation. La *douleur* est, à part quelques cas, peu accusée, et ce n'est que par hasard que le malade découvre la *tumeur*, quelquefois encore c'est le médecin lui-même.

A cette *période d'état,* l'ostéome une fois constitué, se manifeste avec les caractères suivants : tumeur de volume variable (œuf de pigeon, en moyenne ; Schmit en a observé une de quinze centimètres de long), siégeant soit dans la masse charnue du muscle atteint, soit sur son tendon, mobile au moins en partie avec le muscle et fixée par sa contraction, de surface plus ou moins convexe, en général assez lisse, de consistance de plus en plus dure, parfois inégale (nous verrons plus tard pourquoi), tantôt adhérente par un de ses points à l'os voisin, tantôt indépendante, au moins cliniquement, de cet os.

Cette tumeur *siège* le plus souvent vers l'une des extrémités du muscle, au voisinage de ses insertions, et quand elle est adhérente à l'os, il est de règle que cette adhérence se fasse par l'intermédiaire des fibres d'insertion du muscle, qui sont confondues avec la tumeur. Il y a là comme une véritable stalactite osseuse qui remplace en partie le tendon.

Remarquons tout de suite que les ostéomes se développent presque exclusivement dans les muscles qui s'attachent à l'os par des fibres tendineuses (isolées ou réunies en un tendon). C'est ainsi qu'ils se voient dans les muscles suivants : adducteurs, pectiné, psoas, droit antérieur, etc., enfin brachial antérieur.

La *forme* de la tumeur est variable : ovoïde, fusiforme, quelquefois triangulaire, et dans ce cas, s'insérant à l'os, soit par sa base, soit par sa pointe, au niveau d'une des insertions.

A part une sensation de gène, quelques crampes, cette tumeur est généralement indolore spontanément, à moins de compression nerveuse ; la pression peut y déterminer une douleur modérée, ainsi que les mouvements exagérés de la jointure voisine.

Cette jointure, avons-nous dit, semble s'ankyloser. En effet, l'amplitude des mouvements se restreint de plus en plus et ce sont les mouvements déterminés par le muscle atteint qui sont le plus gênés. S'il s'agit d'un muscle fléchisseur, c'est la flexion qui est impossible au-delà d'une certaine mesure. S'il s'agit d'un extenseur, c'est l'extension qui diminue de plus en plus. Et cela se conçoit facilement : en plus de l'obstacle mécanique fourni par la tumeur, il y a un obstacle fonctionnel ; le muscle envahi ne se contracte plus dans toute son étendue, étant de fait raccourci, les fibres restantes pouvant encore être atteintes de dégénérescence fibreuse ou graisseuse.

Il n'est d'ailleurs pas rare de voir une impotence complète, si l'ostéome envahit tout le corps musculaire, détruisant toutes les fibres contractiles et formant comme une attelle angulaire arcboutée sur les os des deux segments du membre, passant comme un pont sur l'articulation.

L'ostéome n'a aucune tendance à se résorber. Ou bien, à un certain moment il reste stationnaire, ou bien il envahit progressivement tout le muscle. Dans quelques cas cependant, presque toujours sous l'influence de massages énergiques et répétés, on a pu assister à sa diminution et même à sa disparition, mais cela est rare.

Les complications qui peuvent survenir consistent dans

l'inflammation et la suppuration de l'ostéome, et la compression des organes voisins.

La suppuration est rare. Nous n'en avons rencontré que trois cas. Dans deux cas, elle fut favorable, dans un cas, défavorable.

La compression dépend de la situation, du volume, de la mobilité de l'ostéome. Elle produit l'absence de pouls au-dessous de la tumeur, l'œdème, les douleurs névralgiques, la diminution de la force, quelquefois des troubles trophiques dans la zône du paquet vasculo-nerveux comprimé.

Enfin, comme dans toutes les lésions articulaires ou péri-articulaires, on observe une atrophie des muscles moteurs de l'article.

Est-il besoin d'ajouter que les ganglions voisins sont toujours intacts, l'état général nullement touché.

B. — *Symptômes des ostéomes du brachial antérieur.*

Il est très rare que l'ostéome du brachial antérieur se développe insidieusement, à la suite de traumatismes légers et répétés.

C'est ordinairement à la suite d'un traumatisme violent, contusion simple, ou très souvent, luxation du coude en arrière (Voir Étiologie), que se développe cet ostéome. Voici comment les choses se passent dans la grande majorité des cas :

Un homme jeune, le plus souvent au cours d'exercices physiques, reçoit une forte contusion ou tombe sur le coude, ou encore sur la paume de la main, se luxant ou non le coude en arrière. Une douleur vive, quelquefois accompagnée de sensation de craquement ou de déchirement, est perçue par le malade, et presque aussitôt, quelques heures après l'accident, le membre supérieur devient le siège d'une tuméfaction quelquefois considérable, tuméfaction due à un œdème trau - matique et surtout à un épanchement sanguin. Ce dernier, très fréquent, peut être diffus et provoquer une ecchymose étendue à presque tout le membre ; il peut au contraire être limité à la région du pli du coude : *Hématome du pli du coude.*

Les lésions traumatiques réparées, luxation réduite, plaies pansées, etc., après constatation de l'intégrité du squelette, aussi bien dans la diaphyse des os que dans leurs extrémités, enfin le membre soigné suivant les indications immédiates, on espère en une évolution normale, c'est-à-dire une marche progressive vers la guérison.

Il semble, en effet, qu'il doive en être ainsi pendant les premiers temps ; l'immobilisation, la compression, les massa- ges, font disparaître peu-à-peu la douleur, l'ecchymose, l'impotence même quelquefois ; l'épanchement sanguin diffus disparaît ; l'hématôme du pli du coude aussi quelquefois ; mais il peut persister. Tout semble devoir aller au mieux, lorsque quinze jours, trois semaines, un mois, deux, quatre mois après le traumatisme, suivant les cas, l'impotence du membre réapparaît. Une gêne d'abord légère, quelques crampes, sont bientôt suivies d'une pseudo-ankylose de l'articulation du coude. Les mouvements deviennent difficiles, moins amples, surtout la flexion, qui ne peut bientôt plus dépasser l'angle droit.

Alors, examinant de nouveau le malade, on explore l'arti- culation qu'on trouve normale ; mais on ne tarde pas à constater, à la face antérieure de la région du coude, la présence d'une tumeur. C'est l'ostéome du brachial antérieur qui s'est développé là où existait l'hématome primitif. Répétons encore une fois que cet hématome avait pu persister ou disparaître entièrement.

La *tumeur* perçue alors occupe une hauteur variable ; tantôt elle *siège* au niveau du pli du coude même, tantôt un peu au-dessous, au niveau de l'apophyse coronoïde du cubitus, tantôt enfin au-dessus, pouvant remonter jusqu'à cinq bons travers de doigt au-dessus de l'interligne. Quelquefois elle occupe tout cet espace.

Par rapport à l'axe du membre, elle est habituellement située un peu en dedans de la ligne axiale, en dedans du bord interne du biceps qui peut cependant la recouvrir quand elle siège haut.

Son *volume* est variable suivant l'époque où on l'examine et suivant les cas. De développement assez rapide au début, elle semble ensuite rester longtemps stationnaire. Les plus fréquentes ont le volume d'une noix ou d'une mandarine, mais on peut en observer qui, prenant tout le muscle brachial antérieur, mesurent jusqu'à seize centimètres.

La *consistance*, au début, est résistante, mais non encore osseuse ; ce n'est qu'au bout d'un certain temps, quinze jours au moins, qu'elle devient franchement dure, osseuse, et encore n'est-il pas rare de trouver quelques points de consistance moindre. Une aiguille exploratrice enfoncée vers la tumeur, se heurte à un tissu résistant, non pénétrable.

La *forme* est aussi fort variable ; ou bien elle a une forme arrondie, sphérique ou ovoïde, ou bien elle est prismatique,

à base supérieure, inférieure ou postérieure. La base, en ce
cas, en effet, peut répondre en haut à l'insertion humérale
du brachial antérieur, en bas, à l'insertion coronoïdienne du
même muscle, en arrière, à la face antérieure de l'extrémité
inférieure de l'humérus.

Enfin, elle peut présenter un ou plusieurs prolongements,
soit en haut, vers l'humérus, soit en bas, vers le cubitus.

Sa *surface extérieure* n'est du reste pas toujours lisse, donnant la sensation d'une tumeur encapsulée (1); elle est souvent inégale, bosselée, rugueuse.

La tumeur est rarement complètement immobile ; il faut
pour cela qu'elle soit volumineuse, adhérente, en haut, à la
face antérieure de l'humérus, en bas, à l'apophyse coronoïde
du cubitus; le plus souvent elle jouit d'une certaine *mobilité*.
En la prenant entre le pouce et les autres doigts de chaque
côté, en dedans et en dehors, on peut lui imprimer quelques
mouvements de latéralité ; quelquefois sa mobilité transversale est très grande, quand son volume est petit et qu'elle
n'adhère à l'os ni en haut, ni en bas. Dans d'autres cas encore,
une de ses extrémités seule est mobile, celle qui n'est pas
adhérente.

La mobilité de haut en bas, ou de bas en haut, est également
liée à l'adhérence de la tumeur au plan osseux profond. Dans
ce sens, ordinairement la mobilité est beaucoup moins mar-
quée.

Les mouvements de l'articulation, s'ils sont encore possibles, jouent un certain rôle dans l'immobilisation de la tumeur:
l'extension forcée la fixe légèrement; c'est surtout la flexion

____

(1) Rigal, Brault, *Soc. Chirurgie*, 1888.

forcée, avec résistance provoquant la contraction du brachial, qui l'immobilise le mieux.

Mais, nous le répétons, cette mobilité est subordonnée au mode *d'adhérence* à l'os ou aux os voisins.

C'est qu'en effet tous les ostéomes du brachial antérieur ne se présentent pas de la même façon à ce point de vue ; les uns semblent complètement isolés des os ; inclus dans la portion charnue du muscle, ils sont mobiles en tous sens ; les autres, au contraire, développés au niveau du tendon ou de l'insertion osseuse, sont adhérents à une de leurs extrémités ; il en est enfin, nous l'avons déjà vu, qui sont adhérents aux deux os, humérus et cubitus, et font, au devant de l'articulation, et sans lui adhérer, un pont osseux reliant le bras et l'avant-bras.

L'implantation à l'os se fait tantôt par une base large, et dans ce cas l'ostéome semble s'effiler dans le muscle, tantôt, au contraire, par une sorte d'aiguille, de substance osseuse qui, partie de la tumeur musculaire, suit jusqu'à l'os le trajet du tendon.

Ces faits (isolement ou adhérence, mode inverse d'implantation osseuse) semblent contradictoires ; cependant, nous verrons à la pathogénie, qu'on peut très bien les concilier par la théorie que nous accepterons.

Enfin, la tumeur est indépendante des tissus voisins ; muscles, vaisseaux et nerfs sont refoulés par elle, et quelquefois s'y creusent une gouttière (1) (biceps en dehors ou en avant, paquet vasculo-nerveux en dedans).

Il n'y a ni battements, ni expansions, ni bruits de souffle.

------

(1) Voir nos observations.

Les téguments sont sains, jamais amincis ou enflammés. Les ganglions ne sont jamais pris.

En résumé, l'exploration du pli du coude montre une tumeur de consistance dure et développée aux dépens du muscle brachial antérieur.

L'ostéome du brachial antérieur détermine un certain nombre de troubles fonctionnels, au premier rang desquels est l'impotence de l'articulation du coude.

Cette *impotence* peut être complète ; dans ce cas, le membre est fixé en flexion à angle droit ; l'extension, la flexion forcée sont impossibles. Ces cas sont rares. Le plus souvent, l'impotence est incomplète ; l'avant-bras, fléchi à angle droit au repos, peut encore exécuter quelques mouvements de flexion ou d'extension ; ordinairement c'est l'extension qui disparaît en dernier ; et cela se conçoit, car, ainsi que nous l'avons déjà dit, contre la flexion, il y a : 1° le raccourcissement du muscle ; 2° la présence de la tumeur, tandis que l'extension peut encore s'obtenir par allongement de la portion restante du muscle, quand il en reste.

La *douleur* est ordinairement peu accusée, à moins de compression nerveuse. Quelquefois la pression un peu forte est douloureuse.

Les *complications* tiennent : 1° à la compression ; 2° à l'inflammation. La compression des troncs artériels voisins (humérale surtout) peut amener l'absence du pouls radial (1) ; l'œdème de l'avant-bras et de la main a été observé par la compression des veines profondes ; on a noté des névralgies

____

(1) Observation XII.

radiales, enfin des troubles trophiques, consistant en atrophie musculaire et parésie des muscles innervés par le radial, troubles cutanés (desquamation) (1).

Tous ces cas sont rares.

L'inflammation de l'ostéome a été notée plusieurs fois.

Évolution. — Nous avons montré le début progressif et le début rapide, presque brusque.

Une fois formé, l'ostéome ne s'accroît que lentement. Il est certain qu'à un moment donné, il reste longtemps stationnaire et peut même rester indéfiniment tel qu'il est.

La guérison est possible, non tout-à-fait spontanément, mais à la suite de massages, d'électricité, comme nous le verrons plus tard.

Mais la règle, c'est qu'une fois constitué, il n'a plus aucune tendance à s'accroître, ni à régresser.

______

(2) Observation VI.

CHAPITRE III

Étiologie.

A. *Ostéomes musculaires en général.*

I. Causes prédisposantes.

a) Chez qui observe-t-on des ostéomes musculaires ?

Sexe. — Toutes les observations que nous avons pu consulter se rapportent à des *hommes*.

Age. — Presque tous les sujets sont des jeunes gens de 15 à 25 ans. Les ostéomes des cavaliers sont surtout fréquents chez les jeunes soldats, c'est-à-dire de 21 ou 22 ans. Nous rapportons l'observation d'un enfant de 8 ans.

L'observation de Chuquet que nous donnons ici, se rapporte bien à un sujet de 45 ans ; mais il était possible que le malade fût porteur de son ostéome depuis longtemps.

Profession. — Ce sont les soldats qui nous donnent le plus d'observations d'ostéomes musculaires : soldats de toutes armes, cavaliers et fantassins. Mais, tandis que les premiers ont le privilège des ostéomes du membre inférieur, surtout des adducteurs (*ostéome des cavaliers*), les seconds font leurs

ostéomes au membre supérieur (deltoïde, brachial antérieur),
nous verrons tout à l'heure pourquoi ; la pathogénie nous
montrera que si les militaires sont fréquemment atteints, c'est
parce qu'ils sont plus exposés à certaines causes détermi-
nantes qui peuvent tout aussi bien frapper un civil.

Prédisposition. Hérédité. — Helferich (1) a prétendu que les
ostéomes avaient besoin, pour se développer, d'un terrain
spécial : rien ne vient à l'appui de cette opinion ; nous n'a-
vons pas trouvé un seul cas d'ostéome héréditaire ou même
familial ; nous démontrerons que l'hérédité n'a rien à faire
dans leur étiologie.

Les deux cas publiés d'ostéome double (2) ne sont pas suf-
fisants pour étayer cette théorie.

b) *Quels sont les muscles le plus souvent atteints ?*

Tout d'abord, les muscles du membre inférieur et, en particulier ceux de la cuisse, sont plus souvent atteints que ceux
du membre supérieur.

Sur une statistique de 19 cas d'ostéomes de la cuisse,
Schmit a trouvé (3) :

Moyen adducteur.....	10
Grand adducteur......	4
Pectiné	2
Droit antérieur.........	1
Biceps fémoral.........	1
Psoas....................	1

---

(1) Helferich, *loc. cit.*, 1894.
(2) Ladrevoit, Boppe, *loc. cit.*, 1892.
(3) Schmit, *loc. cit.*, 1890.

Cette statistique nous paraît répondre à peu près à l'ensemble des observations que nous avons eu l'occasion de consulter.

Pour le membre supérieur, les deux muscles presque exclusivement atteints sont : le brachial antérieur, et le deltoïde, le premier beaucoup plus souvent que le second.

En résumé, les ostéomes se voient, chez des sujets jeunes du sexe masculin, exposés par leur métier à des fatigues répétées ou des traumatismes violents, presque toujours sur les mêmes muscles.

II. — Causes déterminantes.

La grande et presque unique cause déterminante des ostéomes musculaires est le *traumatisme*, le traumatisme dans ses deux formes : unique et violent — léger, mais répété.

Dans 8 observations sur 10, en effet, nous trouvons soit une chute, un coup de pied de cheval, un effort violent, soit une pression, un frottement prolongé et répété.

L'ostéome de la cuisse survient : 1° à la suite des premiers temps d'équitation (rôle des adducteurs) ; 2° à la suite de coup de pied de cheval, de chute sous un cheval, etc.

L'ostéome du membre supérieur survient : 1° à la suite du frottement répété de la bretelle du sac ou de la bretelle du fusil (deltoïde); 2° à la suite d'un traumatisme violent (coup de pied de cheval, chute sur le coude, sur la paume de la main, le bras en extension, etc.).

B. Ostéomes du brachial antérieur.

L'étiologie des ostéomes du brachial antérieur ne présente rien de particulier au point de vue des causes prédisposantes : ce sont toujours des sujets jeunes (8 à 25 ans) qui sont atteints, surtout des militaires, à cause des accidents qui leur arrivent au début de leur service (chutes de cheval, coups de pied, etc.).

La cause occasionnelle est encore le traumatisme ; mais si ici nous trouvons moins l'influence de traumatisme modéré, mais répété (comme l'équitation pour l'ostéome des adducteurs), nous trouvons, par contre, toujours un traumatisme brutal qui occasionne, directement ou indirectement, une lésion de la région du coude assez importante. Une simple contusion suffit d'ailleurs ; mais l'étude des observations nous apprend un point très intéressant : C'est que dans près des 2/3 des cas, on note comme lésion antécédente, une *luxation du coude en arrière* ; il semble que ce soit là la vraie cause occasionnelle de l'ostéome du brachial antérieur, luxation simple d'ailleurs, non compliquée de fracture ou d'arrachement apophysaire.

Une autre particularité, c'est la fréquence de l'hématome consécutif au traumatisme causal. Cet hématome n'offre rien de spécial ; il peut être diffus ou circonscrit. Ce dernier cas est assez fréquent et d'ordinaire, après la disparition du gonflement du membre, on constate cet hématome, c'est-à-dire quelques jours après l'accident. Il peut se résorber assez rapidement avant l'apparition de l'ostéome ; il peut, au contraire, persister un certain temps et sembler se continuer, se transformer en ostéome. Cette théorie que nous retrouverons dans un instant est, disons-le dès maintenant, insuffisante ; et en examinant d'un peu près les observations d'hématomes du pli du coude, en particulier celles d'Aurégan, de Charvot (1), on voit qu'il en est qui se rapportent manifestement à des ostéomes ; ainsi on remarque dans l'une d'elles que nous citons (2), que l'hématome avait complètement disparu quand commença à apparaître la tumeur. Et néanmoins l'auteur l'intitule *hématome.*

Quand se montre l'ostéome ? Toujours assez rapidement : de 15 jours à 3 mois. Ce fait est également à noter.

En résumé, nous trouvons dans l'étiologie des ostéomes du brachial antérieur les faits suivants :

1° Jeunesse des malades.

2° Luxation très fréquente ; traumatisme violent toujours.

3° Hématome presque constant.

Retenons ces trois points ; il vont nous servir à appuyer notre théorie pathogénique.

(1) *Loco cit.*
(2) Observation XVI.

CHAPITRE IV.

Pathogénie.

La pathogénie des ostéomes musculaires a donné lieu à de nombreuses discussions. Aujourd'hui encore les auteurs ne s'accordent pas. Il nous semble cependant que l'étude attentive des faits étiologiques, des faits histologiques, jointe à quelques faits expérimentaux récemment publiés par Delorme et Berthier, peut nous conduire à une théorie satisfaisante.

Quatre théories ont été émises pour expliquer la pathogénie des ostéomes musculaires.

> I. Théorie de la myosite ossifiante.
> II. Théorie des os sésamoïdes aberrants.
> III. Théorie de l'hématome ossifié.
> IV. Théorie de l'arrachement osseux ou périosté.

I. — Théorie de la myosite ossifiante.

C'est la première en date. Emise depuis longtemps, puisque dans les Observations de Mascarel, Pigné (1), on la trouve énoncée, avec l'appui de Broca, elle fut soutenue surtout par Virchow, et repose sur cette idée, exprimée ainsi par lui dans sa *Pathologie cellulaire* (2) :

----

(1) *Loc. cit.*
(2) Page 580.

« L'ossification par le tissu conjonctif est la règle pour la formation pathologique de l'os.

« Il est facile de voir que les os peuvent se former de plusieurs manières.... Il n'est pas nécessaire que du cartilage préexiste à l'os; le plus souvent le tissu ostéoïde se forme par la sclérose directe du tissu conjonctif, et l'ossification s'y fait bien plus facilement que dans le cartilage proprement dit. »

Virchow admet donc (1) que l'ostéome se développe progressivement aux dépens du tissu conjonctif du tendon, de l'aponévrose et du muscle, sous l'influence d'un mouvement d'ossification partant de la surface osseuse *normale*.

Déjà de prime abord, cette idée est révocable en doute : on ne conçoit pas très bien le tissu conjonctif se sclérosant et se transformant en tissu osseux. Nous ne sommes pas habitués à cette transmutation des éléments cellulaires, et ce serait là une anomalie unique dans la biologie de la cellule, aussi bien végétale qu'animale.

Mais il y a mieux à opposer à cette théorie : il y a les expériences d'Ollier(2), qui a montré que l'irritation simple du tissu conjonctif n'aboutit jamais à la production du tissu osseux. Sans doute, tous les tissus de substance conjonctive peuvent accidentellement s'ossifier, mais il est indispensable, pour que cette ossification se produise, qu'ils soient en rapport avec l'os ou le périoste irrités.

Nous n'insisterons donc pas davantage sur cette théorie qui n'a plus qu'un intérêt historique.

---

(1) *Traité des Tumeurs*.
(2) Ollier. *Traité des Résections*.

II. — Théorie des os sésamoïdes aberrants.

Cette théorie a été émise par Bard (1) dans les termes suivants : « Il nous paraît probable qu'il s'agit en pareil cas (ostéome musculaire) d'une hypertrophie irritative née sous l'influence directe de l'action traumatique et portant sur *les os sésamoïdes aberrants,* qui ne sont pas aussi rares qu'on pourrait le croire, au voisinage des insertions musculaires ».

La réponse à cette théorie nous paraît facile.

1° Pourquoi ne se développe-t-il jamais d'ostéomes là où il y a normalement ou fréquemment des os sésamoïdes : articulation métacarpo-phalangienne du pouce, insertions supérieures des jumeaux de la jambe... etc. ?

2° Pourquoi n'a-t-on jamais signalé ces os sésamoïdes aberrants (qui sont extrêmement rares, quoi qu'en dise Bard) là où se développent le plus fréquemment les ostéomes ?

On serait évidemment bien embarrassé pour répondre à ces deux objections. D'ailleurs ce n'est qu'une hypothèse qui ne repose sur aucun fait et personne n'a repris cette théorie.

III. — Théorie de l'hématome ossifié.

Cette théorie, acceptée par Charvot, Seydeler, Boppe, Demmler, Ramonet, Aurégan (2), etc., fait venir l'ostéome de l'hématome produit par le traumatisme : « La partie liquide du sang se résorbe, les caillots sanguins s'organisent, et dans cette trame fibrineuse organisée, il se développe du tissu osseux ».

(1) *Précis d'Anat. pathol.,* Paris, 1890.
(2) *Loc. cit.*

A cette théorie s'appliquent les objections que nous avons déjà faites à la théorie de la myosite ossifiante : les caillots, pas plus que le tissu conjonctif, ne peuvent se transformer en tissu osseux.

On comprend cependant que l'on ait pu attacher une importance pathogénique capitale à l'hématome, car il se retrouve si souvent dans les antécédents de l'ostéome qu'on a pu s'y tromper. Mais ce qu'on trouve, avant l'hématome, c'est le traumatisme. Or, pourquoi dire : le traumatisme produit un hématome, et l'hématome produit l'ostéome ? Pourquoi ne pas admettre que l'hématome et l'ostéome sont frères, sont produits tous deux par le traumatisme? L'un est la conséquence immédiate, l'autre la conséquence tardive du traumatisme, voilà tout ce qu'on peut affirmer.

Nous ne nierons pas cependant que l'hématome joue un certain rôle dans la production de l'ostéome,

Ces faits sont très nombreux et trop clairs pour que nous allions contre eux ; mais nous reléguerons l'hématome au second plan et en exposant la théorie mixte à laquelle nous nous rallions, nous indiquerons son rôle, nous le rabaisserons à celui de cause prédisposante, au lieu de celui de cause déterminante qu'on veut lui donner.

IV. — **Théorie de l'arrachement periosté.**

Enfin reste la théorie de l'origine périostée, mise en avant par Orlow : « Un traumatisme assez violent peut déchirer les fibres musculaires, mais il peut aussi arracher le périoste seul ou le périoste avec des lamelles osseuses superficielles. Transporté en un autre point, ce tissu continue à former de l'os et ainsi se développe l'ostéome des muscles. » « On peut affirmer *a priori*, ajoute-t-il encore, que le périoste, aussi bien que le tissu cellulaire situé entre les muscles, prennent part au développement de l'ostéome et surtout à sa croissance. On peut faire valoir en faveur de cette opinion le début et la structure microscopique de l'ostéome. » (1)

La théorie d'Orlow a rallié la majorité des auteurs ; elle a pour elle de s'accorder avec l'étiologie, avec l'anatomie pathologique, avec le raisonnement ; cependant elle n'est pas complètement prouvée. Ses adversaires lui opposent le raisonnement suivant : Soit ! C'est le périoste arraché qui va donner naissance à l'ostéome ; mais alors la tumeur se développera toujours à l'insertion du muscle, elle sera toujours rattachée à l'os par une insertion périostéo-osseuse. Comment alors expliquer la formation de ces ostéomes non adhérents que vous décrivez vous-mêmes ?

Et ces faits d'ostéomes, libres d'abord et soudés à l'os secondairement ?

La réponse nous paraît simple :

Un traumatisme violent se produit, surprenant les muscles dans un état de contraction, le plus souvent, car entre le début de la chute et le choc, entre le danger et le traumatisme, il y a un moment, un éclair, qui suffit à l'individu menacé pour se mettre, même involontairement, en état de défense.

Le choc a lieu, le muscle est déjà contracté : ou bien rien ne se produit, ou bien quelque chose cède à la force : le muscle, l'os, le périoste, c'est-à-dire une rupture musculaire, une fracture, un futur ostéome. Rien ne s'oppose à cet arra-

____

(1) Orlow, *loc. cit.*

chement du périoste ; les fibres tendineuses s'y insèrent extrêment solidement, témoin les arrachements apophysaires. Pourquoi ne pourraient-elles pas, résistant à l'effort, enlever une parcelle de périoste ? Rien ne s'y oppose évidemment. Et notez qu'il n'y a besoin que d'une parcelle de périoste infiniment petite ; qu'il suffit qu'une éraillure se produise dans la continuité de sa couche pour provoquer l'ostéome.

Le fibre musculaire arrache donc violemment une parcelle de périoste ; désinsérée ainsi, elle se rétracte, l'emmenant avec elle, plus ou moins loin, suivant sa longueur et sa rétraction. Voilà donc transporté loin de l'os, dans le tendon, pas très loin le plus souvent, quelquefois en plein muscle, un fragment de périoste qui va faire quoi ? Proliférer, donner des cellules osseuses. Et voilà l'ostéome constitué. Il peut donc être loin, au début, non adhérent à l'os ; on le comprend facilement.

Et remarquez bien que cela se produira chez des individus jeunes, où la fonction du périoste encore vigoureuse facilitera : 1° son arrachement ; 2° sa prolifération.

C'est en somme, la reproduction pathologique des expériences d'Ollier, sur le rôle du périoste.

Cette théorie a rallié l'avis de Berthier, Sieur, Berger, Delorme, Reynier.

Sieur et Berthier ont cherché à vérifier expérimentalement cette opinion. Voici comment :

« Par une incision convenablement pratiquée à la face interne de la cuisse, ayant mis à nu les insertions des adducteurs sur le fémur, et choisi un point du périoste qui donne attache aux fibres musculaires, un lambeau périostique fut délimité et détaché en respectant la substance osseuse sous-

jacente. Les fibres musculaires se rétractèrent, entraînant
avec elles le lambeau du périoste, et, afin que la greffe pénétrât
bien dans le muscle, quelques décharges électriques furent
appliquées sur la région, après que l'incision fut suturée et
oblitérée par un pansement antiseptique.

« Six lapins ont été successivement soumis à cette expéri-
mentation et sacrifiés après un délai variable (cinq jours, neuf
jours, quinze jours et quatre mois). Comme toutes les précautions antiseptiques avaient été prises au moment de
l'opération, chez aucun d'eux il ne s'est produit de suppuration.

« Après durcissement des fibres musculaires contenant les
productions osseuses, des coupes colorées au carmin aluné
ont permis de faire les constatations suivantes :

« Chez les lapins sacrifiés dans les quinze premiers jours
après l'opération, la masse néoformée est bordée d'une lame
fibreuse périostée ; elle présente deux zones de structure
différente : la plus grande partie est constituée par du tissu
cartilagineux ; la zone périphérique en contact avec la lame
fibreuse est formée par une lame osseuse sillonnée de lacunes,
larges canaux vasculaires à la surface desquels on distingue
des cellules endothéliales. Dans cette zone, les éléments
cellulaires ont l'aspect de cellules osseuses fœtales.

« Aucune limite n'existe entre les deux zones osseuse et
cartilagineuse, cette dernière étant pénétrée par des prolongements osseux autour desquels s'observe d'une façon évidente
la transformation du cartilage en os.

« L'ostéome expérimental datant de quatre mois est constitué, contrairement au précédent, par de l'os compact analogue à

la substance de la couche corticale de la diaphyse des os longs et contenant des canaux de Havers étroits.

« Il est entouré d'une mince couche périostée sur laquelle viennent s'insérer presque à angle droit les fibres musculaires. Entre les deux lames d'ostéomes spongieux et durs, il n'existe donc qu'une différence d'âge et tous reconnaissent pour origine un lambeau de périoste arraché et irrité. » (*Bulletin de la Soc. de Chirurgie, 1896*, page 552).

Quoi de plus séduisant, ajoute M. le Pr Delorme, que cette genèse des ostéomes, par cette séparation périosto-tendineuse ou apophysaire?

Reste à savoir si elle est exacte.

Pour en donner la démonstration, M. Delorme institua avec M. Marcus des expériences qui fournirent les conclusions suivantes :

1° Les tractions les plus énergiques, faites avec les deux mains, sur les tendons des adducteurs bien mis à nu et saisis transversalement avec une pince près de leur point d'insertion, ne déterminent aucune séparation périostée ou osseuse. Or, ces tractions sont déjà supérieures à celles que pourrait exercer le muscle sur ses attaches.

2° *a*) Sur le cadavre d'un adulte, des tractions axiles de 130 à 150 kilos, mesurées au dynamomètre et exercées sur le tendon supérieur du moyen adducteur, très près de ses attaches, entraîne la déchirure des fibres tendineuses saisies, mais elles ne peuvent détacher l'épine pubienne, ni même son périoste.

b) Une traction de 140 kilos ne peut séparer l'insertion périostée du tendon inférieur du moyen adducteur, débarrassé cependant des fibres épaisses de renforcement de la cloison intermusculaire interne et saisi tout près de ses attaches. Cette traction amène seulement la rupture des fibres tenues par les pinces.

c) Sur les fibres d'insertion inférieure, si minces, du petit adducteur, une traction de 75 kilos amène l'effilochement de ces fibres tendineuses sans amener l'arrachement ou même le soulèvement du périoste.

d) Sur le tendon inférieur du grand adducteur, complètement isolé des attaches de renforcement puissantes de la cloison intermusculaire interne, des tractions de 105-130 kilos restent sans effet. Ce n'est qu'à la troisième reprise, sous une traction de 130 kilos, qu'une petite séparation ostéo-osseuse peut se faire ; mais alors l'expérience n'est plus démonstrative, car alors le tendon effiloché et réduit alors à un très court moignon, avait dû être fortement tordu sur lui-même pour pouvoir être saisi par les pinces et la corde de traction.

e) Le tendon opposé du même muscle, saisi à dix centimètres au-dessus de ses insertions et étiré avec une force de 110 kilos, ne se sépare pas ; saisi à quatre centimètres, il n'entraîne ni lambeau, ni décollement périostique, malgré les tractions successives de 110-120-130 kilos, et ce n'est qu'à la cinquième expérience que le tendon effiloché, saisi au ras de l'os et tordu sur lui-même plusieurs fois, entraîne sous une traction de 110 kilos, un lambeau périostéo-osseux. Encore ici l'expérience n'était plus démonstrative.

f) Dans une expérience, j'ai cherché par un vigoureux coup de marteau, à diminuer la résistance du périoste au niveau des attaches tendineuses du moyen adducteur mises à nu. Celui-ci n'a pas cédé, malgré une traction de 120 kilos.

Je m'en suis tenu à cette seule expérience, après avoir réfléchi qu'un traumatisme direct, capable de diminuer la solidité des connexions périostées, doit d'abord dissocier, détruire les fibres musculaires au point frappé, par conséquent rendre impossible le décollement et la séparation du lambeau périostique qui nécessite un effort musculaire excessif, partant l'intégrité absolue des fibres. (*Bulletin de la Soc. de Chir.*, 1894, p. 553).

Mais ce n'est pas tout. C'est là que nous allons reprendre une autre condition étiologique, celle de l'hématome.

Nous avons vu que l'hématome seul est insuffisant pour expliquer l'apparition de l'ostéome.

Mais, d'autre part, on sait l'importance que possède l'épanchement de sang dans la régénération osseuse dans les fractures, en un mot, dans la formation du cal osseux.

Pourquoi le sang ici, ne jouerait-il pas le même rôle, en constituant un milieu favorable au développement des cellules osseuses nées du périoste. Rien ne s'y oppose ; les faits cliniques admettent cette interprétation.

C'est pourquoi nous nous rallions à la théorie suivante : arrachement périosté avec hématome ; mais *l'arrachement périosté jouant le rôle capital,* et *l'hématome ne faisant que réaliser une condition adjuvante.*

Et en résumé, voici les raisons qui nous font accepter cette théorie :

1° Sujets toujours jeunes, où l'activité du périoste est encore pleine.

2° Formation de l'ostéome dans certains muscles toujours

les mêmes, et au voisinage de leurs insertions, c'est-à-dire en des points où il peut y avoir arrachement du périoste, où les fibres s'incrustent dans l'os, unies intimement au périoste, et peuvent en détacher un lambeau plus ou moins étendu (1).

3° Irritation du lambeau périosté par l'hématome.

_____

(1) Reynier, *loc. cit.*

CHAPITRE V.

Anatomie pathologique.

A. *Macroscopique.*

I. Tissus voisins.

Généralement les ligaments sont sains, ni épaissis, ni amincis, non adhérents, et quand on opère un ostéome, voici ce qu'on trouve.

Après division de la peau et du tissu cellulaire sous-cutané, on trouve le muscle atteint. Il peut être normal dans une partie de son étendue ou être le siège de myosite interfibrillaire par prolifération du tissu interstitiel, d'où atrophie de la substance contractile.

L'ostéome peut être encapsulé (Rigal, Brault, Tricot, *loc. cit.*) ou au contraire, être libre (Reynier, Delorme, etc.). Les fibres musculaires s'insèrent directement sur lui. Il est rare qu'il y ait inflammation et adhérences autour de l'ostéome ; les tissus voisins se meuvent sur lui par l'intermédiaire d'un tissu cellulaire plus ou moins lâche. Les muscles, tendons, vaisseaux et nerfs sont refoulés, et quelquefois se creusent une gouttière à sa surface (le paquet vasculo-nerveux passe en dedans).

II. Ostéome.

Nous avons vu le siège habituel des ostéomes en général ; nous avons dit aussi que dans le brachial antérieur, il pouvait occuper les trois positions : humérale, cubitale, intermédiaire. A la vérité, c'est le plus souvent au niveau des insertions des fibres tendineuses qu'il se développe ; nous avons vu pourquoi.

Nous avons décrit également la forme des ostéomes du brachial antérieur, leur mode d'attache ou leur liberté, leur consistance, leur surface inégale, bosselée; les bords sont ou lisses, ou déchiquetés et saillants. Ce qu'il nous faut dire ici, c'est que l'extrémité des ostéomes du brachial antérieur se termine le plus souvent en pointe, même lorsque cliniquement l'ostéome semble ovoïde, et va s'insérer sur l'humérus ou le cubitus.

Cette extrémité est formée de tissu osseux, mais encore jeune et non compact, ce qui explique sa mobilité et sa transparence à la radiographie.

L'extrémité peut être bifide, au moins l'inférieure, qui peut aller s'attacher au cubitus et au radius ; ce fait a été signalé une fois.

La coupe de l'ostéome en montre bien les différentes parties constituantes ; c'est ainsi qu'à côté de tissu osseux compact, on trouve des parties cartilagineuses qui sont ordinairement à la périphérie.

B. — Microscopique.

I. — Tissus voisins.

Voici la seule description *histologique* des fibres musculaires restantes et des tissus voisins :

« Les fibres musculaires, dont quelques-unes étaient encore adhérentes à la tumeur, présentaient tantôt les caractères de

¹a myosite hyperplasique, avec augmentation du nombre des noyaux, allongement en fuseau d'un certain nombre de cellu‑les; tantôt les caractères de la tuméfaction trouble (opacité des faisceaux, présence de nombreuses granulations dans leur intérieur) et même de la dégénérescence vitreuse. Le tissu conjonctif semblait en certains points plus abondant qu'à l'état normal, mais cette disposition se voyait surtout aux abords de la coque fibreuse dont il a été parlé. En résumé, il existe des cas dans lesquels on observe, concurremment à l'ostéome, les phénomènes histologiques de l'inflammation musculaire. Le cas de M. le Dʳ Gasser ne s'accompagnait pas de purulence (1). »

II. — Ostéome.

Il s'agit d'une néoformation osseuse développée dans le tissu musculaire.

Déjà Josephson, Thiriar et Malgaigne avaient montré la présence, dans les ostéomes, de grands corpuscules osseux et régulièrement développés.

Depuis les examens se sont multipliés, et dans les ostéomes du brachial antérieur comme dans ceux de la cuisse, on trouve (Boppe, Orlow, Laveran, Virchow et surtout A. Berthier (2) auquel nous empruntons les lignes suivantes) ; on trouve, disions-nous :

« Un os spongieux à moelle fœtale, enveloppé de tissu fibreux et de fibres musculaires striées.

« Les *travées* affectent les formes et les dispositions les plus

---

(1) Cas du médecin-major Tricot, de Mascara. Ex. histol. par M. le médecin-major Gasser, in Mante, *N. Montpellier med.*, 1895, p. 455.

(2) Berthier, *loc. cit.*, p. 602.

diverses, échappant par leur variété, à toute description topo-graphique. C'est ainsi que dans les coupes en série, il est très difficile ou même impossible de suivre une travée, surtout dans la zone centrale, dont la substance a déjà été remaniée. Il n'en est pas de même à la périphérie où, dans la zone d'accroissement, existe une nappe à peu près continue de sub-stance néoformée. Les travées circonscrivent de grandes mailles irrégulières, remplies par la moelle. Cette charpente ne présente pas la même structure dans tous les points. Elle est constituée par du *tissu osseux* et par du *cartilage*.

« ... Les *cellules osseuses* apparaissent de forme différente suivant l'âge de la travée osseuse ou de la couche considérée. Sauf dans les parties néoformées, elles ont la disposition étoi-lée, caractéristique, des cellules osseuses, avec un fin réseau de prolongements s'irradiant autour d'elles.

« A part cette forme cellulaire type, il en est d'autres qui correspondent à des cellules récemment incluses. Sous la ligne des ostéoblastes, on voit des cellules volumineuses, plus ou moins cubiques, présentant souvent leur noyau à la périphérie ; ce sont des ostéoblastes qui viennent d'être englobées par la substance fondamentale (des travées) ou *cellules osseuses fœtales*.

« A côté des travées osseuses, il y a des travées cartilagineu-ses que l'on rencontre seulement à la périphérie de l'ostéome, c'est-à-dire dans la zone d'accroissement. Le cartilage se présente sous trois formes: cartilage hyalin, fibro-cartilage, cartilage osseux ; les cellules sont encapsulées ; la substance fondamentale est hyaline ou fibreuse.

« ... Une travée cartilagineuse se continue directement, bout-à-bout avec une travée osseuse.

Enfin, on trouve de la *moelle* avec ostéoblastes et des myéloplaxes.

«.. L'ostéome est limité (quelquefois) sur tout ou partie de son pourtour, par une *membrane fibreuse* très dense, assez épaisse, formée de fibres conjonctives fines disposées parallè-lement et entre lesquelles sont des cellules aplaties, à noyau allongé. Pas de fibres élastiques. Elle est en connexion avec les travées osseuses et cartilagineuses de formation récente. Tantôt le périoste adhère immédiatement à la surface des travées qui se développent à ses dépens ; tantôt on trouve interposée une trame conjonctive, à fibres entrecroisées et remplie par des éléments cellulaires nombreux. Ces cellules, beaucoup plus grosses que celles de la couche périostée, ont un noyau volumineux, ovoïde. Cette dernière zone corres-pond à la *couche ostéogène* d'Ollier (1) ».

Cela explique nettement pourquoi l'on trouve de grandes différences dans les radiographies suivant le développement de l'ostéome. L'os est-il déjà bien formé, la radiographie en donne exactement la vraie forme et les dimensions réelles ; est-il photographié à son début, la radiographie donne les mêmes résultats que dans un jeune cal ; le tissu osseux de nouvelle formation paraît clair, et les Rayons X ne nous renseigneront pas exactement sur le volume de l'ostéome. On peut se rendre compte de ce fait en examinant nos deux premières photographies. La première montre un ostéome déjà vieux, et on voit l'ostéome dans son entier. La seconde a été prise à une époque plus rapprochée du début, et à l'opé-ration, on a trouvé un ostéome volumineux que la photo-graphie ne montrait pas.

(1) Berthier, *loc., cit.*, p. 602.

CHAPITRE VI.

Pronostic.

Les ostéomes musculaires, nous l'avons vu, n'ont aucune tendance à disparaître spontanément. Leur résorption n'a été signalée que rarement, sous l'influence de massages prolongés.

Ils n'ont pas non plus tendance à s'accroître; leur marche, rapide au début, semble s'arrêter à un certain moment : c'est lorsqu'ils sont complètement développés.

Ils constituent alors une infirmité pour le membre qui le porte, infirmité qui gênera plus ou moins le malade suivant le muscle atteint. On comprend, en effet, que, puisque l'ostéome empêche le fonctionnement (contraction et détente) du muscle, la gravité dépendra du rôle de ce muscle.

C'est ainsi que les ostéomes du membre inférieur, ceux des adducteurs en particulier, sont moins gênants que ceux du membre supérieur. Car l'impotence qu'ils provoquent n'est que partielle pour le membre, qui continue à s'étendre et à se fléchir. L'adduction et l'abduction sont bien limitées ; mais elles ne sont pas indispensables à la marche : le malade est seulement obligé d'abandonner l'équitation.

Les ostéomes du membre supérieur sont en général plus graves.

Ceux du deltoïde le sont moins que ceux du brachial anté-rieur. La raison s'en conçoit facilement.

Les ostéomes du brachial antérieur sont les plus graves de tous les ostéomes musculaires. La fonction du brachial antérieur est, en effet, des plus importantes, et l'on comprend que l'ostéome développé à ses dépens empêche aussi bien la flexion que l'extension de l'avant-bras sur le bras.

C'est donc une des principales fonctions du membre supé-rieur qui est compromise, celle de l'articulation huméro-cubitale.

On comprend donc que, dans ces conditions, une interven-tion s'impose.

Disons enfin que jamais ces tumeurs ne prennent une grande extension, que jamais elles ne retentissent sur les ganglions, ni sur l'état général.

CHAPITRE VII.

Diagnostic.

A. — Diagnostic positif des ostéomes musculaires.

Une grande notion domine le diagnostic positif des ostéomes musculaires en général : c'est la cause de leur apparition. Toujours, en effet, on trouve une cause, et cette cause est l'une des deux suivantes :

I. Traumatismes modérés, mais fréquents et répétés.
II. Traumatisme unique, mais violent.

Toutes les fois qu'on se trouvera donc en présence d'une tumeur développée à la suite d'une de ces causes, on devra songer à l'ostéome. Cette notion permettra le plus souvent, dès le début, d'éliminer la plupart des tumeurs des muscles.

Il est certain que beaucoup d'ostéomes ont été longtemps méconnus. Il y a peu d'années encore, beaucoup ont dû être pris pour des hématomes, et le mémoire de Charvot (1) contient bien des observations qui sont manifestement celles d'ostéomes du brachial antérieur, sous le nom d'hématomes du pli du coude.

Par exemple celle-ci : un hématome, consécutif à une luxation en arrière et datant de neuf mois, ne se serait pas encore

____

(1) Charvot, *loco cit.*

résorbé et mettrait encore obstacle aux mouvements de l'articulation du coude.

Et ces erreurs ne se seraient pas produites si l'on avait disposé d'un moyen de diagnostic entré aujourd'hui dans la pratique courante. Nous voulons parler de la radiographie, qui permet maintenant de faire à coup sûr le diagnostic positif des ostéomes.

Les ostéomes du brachial antérieur se reconnaîtront à leur étiologie spéciale, nous venons de le dire ; à leur situation, le plus souvent sus-articulaire, un peu interne par rapport à la ligne axiale du membre ; à leur consistance, dure, non pas toujours osseuse à la vérité, élastique, cartilagineuse ; à l'inégalité de leur surface, enfin surtout à leur mobilité latérale. Du moins à une date assez rapprochée de leur début, les ostéomes du brachial antérieur présentent toujours ce caractère spécial. Plus tard, il n'est pas rare de les voir adhérents à l'os, humérus ou cubitus ; on ne négligera pas de demander au malade si, autrefois, quand il a remarqué la tumeur pour la première fois, elle n'était pas plus mobile.

On s'assurera enfin que cette tumeur se confond, mobile ou non, avec le muscle brachial antérieur, ce qu'il est facile de faire par une palpation attentive, par la recherche des mouvements communiqués, par les mouvements de l'articulation.

On recherchera de plus, l'état des extrémités osseuses voisines ; on constatera leur intégrité, surtout celle de l'apophyse coronoïde, qui, nous allons le voir, en cas de fracture, consolidée ou non, peut faire errer le diagnostic.

Enfin, on s'adressera à la radiographie. Celle-ci montrera

(Voir nos radiographies), outre l'intégrité de l'articulation et des extrémités articulaires, une masse noirâtre siégeant au-devant des plans osseux, indépendante ou non, et de forme variable. Cette masse noire, de même teinte que les os du voisinage, révèle l'existence de tissu osseux. Remarquons toutefois qu'au premier abord la radiographie pourra sembler donner un résultat différent de celui qu'avait fourni l'examen clinique. C'est un point qu'il faut connaître et qu'il faut savoir interpréter. Cela est dû à ce que l'ostéome peut n'être pas formé partout de tissu compact. Il semble alors plus petit sur la radiographie ; il peut, pour la même raison, sembler indépendant de l'os, alors que cliniquement, on sentait une stalactite osseuse qui l'unissait à lui,

C'est ce qui est arrivé dans l'Observation XXI de M. le Dr Reynier qui, après avoir reconnu par la palpation un ostéome du volume de deux noix, vit sur la radiographie à peine quelques petites stalactites osseuses, quelques travées d'os compact, et où cependant l'opération montra un ostéome de la grosseur diagnostiquée primitivement.

L'Observation XX, du Dr Buffet-Delmas, de Poitiers, nous montre un fait identique ; ici la tumeur donne à la radiographie deux zones, l'une centrale, beaucoup plus claire que la seconde, périphérique, plus sombre. C'est que dans ce cas, comme l'a très bien dit M. Buffet-Delmas, l'ossification est plus avancée à la périphérie qu'au centre.

La donnée importante de l'observation de M. le Dr Reynier nous apprend :

1° Que l'ostéome se manifeste à la radiographie par une ombre plus ou moins accentuée, se rapprochant de celle donnée par les os voisins.

2° Que l'ombre n'est pas la reproduction exacte de l'ostéome en entier, mais seulement la reproduction exacte du tissu compact qui entre dans cet ostéome.

3° Enfin, que des ostéomes qui semblent cliniquement indépendants de l'os lui sont cependant reliés par des sta-lactites osseuses, point très important pour la pathogénie, nons l'avons déjà vu.

B. *Diagnostic différentiel des ostéomes du brachial antérieur.*

Avec quelles affections peut-on confondre les ostéomes du brachial antérieur ?

1° *La myosite ossifiante progressive au début* (Hayem). — Contrairement à l'ostéome, la myosite ossifiante a un début insidieux et sournois (Reclus), sans cause ; elle débute géné-ralement par les muscles de la nuque. Quand elle débute par d'autres muscles, et quand le premier muscle est atteint, ce qui dure peu de temps, le diagnostic est très difficile ; mais la marche vient vite faire le diagnostic ; débutant dans le jeune âge, elle ne reste pas limitée à un seul muscle et pro-cède par poussées successives.

2° *La transformation fibreuse des tendons péri-articulaires dans le rhumatisme chronique* est rare aux grandes articula-tions comme le coude ; d'ailleurs la diffusion des lésions lèvera vite tous les doutes. Nous ne rappelons ce diagnostic qu'au point de vue historique. On sait que ce fut, autrefois, l'explication pathogénique donnée aux ostéomes muscu-laires.

3° *L'enchondrome, le fibrome,* sont des raretés pathologi-ques. Reclus nie même les fibromes des muscles.

4° *La hernie musculaire* ne saurait être confondue avec l'ostéome ; en effet, elle forme une tumeur molle, pâteuse, faisant une saillie plus prononcée pendant la contraction du muscle. Il n'y a d'ailleurs pas de symptômes fonctionnels comparables à ceux qu'occasionne l'ostéome.

5° *Les symptômes musculaires* se développent lentement, sans cause (le traumatisme initial n'existe pas),sans symptômes fonctionnels. De consistance quelquefois assez dure, mais non osseuse, ils forment une tumeur le plus souvent régulière, immobile dans le corps charnu du muscle. Mais les antécédents, l'existence d'un chancre antérieur, d'accidents secondaires ou tertiaires antérieurs ou concomitants, le traitement spécifique lèveront les doutes.

6° *L'hématome simple du pli du coude* pourra, quelquefois, en imposer, et par les commémoratifs, et par son évolution, quand il tardera à se résorber, s'enkystera et présentera une coque plus ou moins calcifiée. Dans ce cas, on pourra vraiment hésiter ; mais le début immédiat après le traumatisme, la crépitation sanguine, la liberté vis-à-vis des os, enfin, la ponction exploratrice — et la radiographie — lèveront les doutes.

D'ailleurs, dans tous les cas précédents, la *radiographie* démontrera l'absence du tissu osseux.

Nous arrivons maintenant à des diagnostics plus difficiles.

7° *La luxation du coude* sera éliminée par l'étude des rapports des apophyses osseuses, qui seront en leur place normale.

8° *Les fractures des extrémités osseuses*, soit de l'extrémité inférieure de l'humérus, soit, beaucoup plus fréquemment, de l'apophyse coronoïde du cubitus pourront faire croire, un instant à un ostéome; mais l'examen soigneux de l'articulation, les symptômes ordinaires de ces fractures, en cas de gonflement trop prononcé, la radioscopie, feront faire le diagnostic.

Ce diagnostic sera assez facile si la fracture est récente. Mais dans le cas de fracture ancienne, mal consolidée, il pourra être beaucoup plus difficile.

D'autant plus, en effet, que la fracture de l'apophyse coronoïde accompagne assez fréquemment la luxation du coude en arrière. Si le col est exubérant, si l'apophyse coronoïde a remonté, l'erreur est à craindre.

Voici, en effet, ce que dit Charvot dans son mémoire où nous remplaçons hématome par ostéome (puisque nous avons vu que quelques-unes de ses observations sans examen histolologique se rapportent manifestement à des ostéomes) :

« Or, nous sommes bien persuadé que souvent des ostéomes du pli du coude ont fait croire à l'arrachement du bec coronoïdien. Que penser, en effet, d'observations comme celle-ci, mentionnée dans le Traité des luxations de Malgaigne (p. 636) et empruntée à Combes-Brassard (*Mémoire sur la fracture de l'apophyse coronoïde*, Milan, 1811) : « Le sujet était tombé sur la main, le bras étendu en avant, et la lésion datait déjà de trois mois. Les mouvements de pronation, de supination et d'extension se faisaient sans gêne et sans douleur ; seulement la flexion complète était impossible, et en explorant le coude, on trouva au devant du cubitus et entre cet os et la tête de l'humérus, un corps dur, et jusqu'à un certain point mobile, qui était celui contre lequel était arrêté le cubitus quand on voulait fléchir l'avant-bras ».

En effet, ne trouve-t-on pas là tous les caractéres des tumeurs que nous étudions et aussi de ceux que l'on a coutume d'accorder à la fracture de l'apophyse coronoïde et qui sont, du reste, sans difficulté à constater sur le vivant, comme le fait observer l'illustre chirurgien (1).

Aujourd'hui que nous avons à notre service la radiographraphie, le diagnostic sera facile. Il montrera le déplacement de l'apophyse coronoïde et le cal difforme.

Les hyperostoses, les exostoses seront aussi quelquefois confondues avec les ostéomes ; mais, quand on assiste à leur évolution, on verra qu'elles sont dès le début adhérentes à l'os, qu'elles se développent à ses dépens, croissant de la profondeur à la superficie ; de plus, que le brachial antérieur reste indépendant d'elles. Leur immobilité est absolue, et latéralement, et de haut en bas, et par les mouvements de l'article.

Enfin la radiographie encore aura le dernier mot.

____

(1) Charvot, *loc. cit.*, p. 711

CHAPITRE VIII.

Traitement.

Nous venons de voir au chapitre Pronostic que l'ostéome musculaire constitue, où qu'il siège, une infirmité, quelquefois simplement gênante, le plus souvent très préjudiciable au malade, puisque l'impotence du membre est presque la règle.

Deux indications précises sont donc à remplir.

1° Tâcher d'éviter la production de l'ostéome quand on pourra le pronostiquer à temps ;

2° En débarrasser le malade lorsqu'il est constitué.

Traitement prophylactique.

Ce traitement est rarement appliqué en toute connaissance de cause; il l'est, au contraire, très souvent inconsciemment, par nécessité. Il a d'ailleurs été mis en œuvre de tout temps et nous sommes foncièrement persuadés que c'est pour cela que les ostéomes musculaires sont si rares. En effet, un un malade présente-t-il une contusion, une entorse, une luxation, un épanchement sanguin, le traitement consistera presque toujours, à moins d'indications spéciales, dans l'immobilisation et la compression suivie de massages et d'électrisation. Au besoin même, on incisera l'hématome.

Ces moyens thérapeutiques s'adressent, les uns à l'épanchement sanguin, les autres à l'atrophie musculaire. Il n'est pas besoin de penser à un ostéome consécutif pour instituer ce traitement dans une luxation du coude réduite.

Or, ce sont précisément ces moyens thérapeutiques qui ont quelque chance d'empêcher la production de l'ostéome ; le cas de M. Delorme est bien démonstratif à cet égard (1).

D'autres observations montrent également les bons effets du massage et de l'électricité.

Et nous le répétons, nous voyons dans ce fait la cause de la rareté des ostéomes musculaires à la suite des traumatismes violents, si fréquents au coude.

On y ajoutera l'incision et même l'extirpation de l'hématome s'il est nécessaire.

Évidemment la cause première, quand elle existe, sera supprimée (équitation... etc) aussitôt que possible.

Traitement curatif.

Cette question a été particulièrement bien étudiée par Delorme (2) et Reynier (3). Évidemment, avant eux, on opérait les ostéomes musculaires, mais ce sont eux qui ont surtout précisé les indications et le manuel opératoire de l'intervention.

Le massage, cependant, peut quelquefois réussir.

« Sous son influence on a vu, chose surprenante, mais incontestable, les ostéomes diminuer et disparaître presque complètement, surtout lorsque ceux-ci avaient été pris dès le début. C'est ainsi que M. Delorme nous a montré un malade

(1) Thèse Auregan, Bordeaux, *loc. cit.*
(2) Delorme, *loc. cit.*
(3) Reynier, *loc. cit.*

qu'il voulait opérer ; mais, avant de le faire, il essaya le massage, et au bout de deux mois, la tumeur avait tellement diminué qu'il renonça à l'opérer.

« Comme l'ont montré Favier, Schmit, Berger, lorsque les ostéomes ne sont pas trop volumineux, ne sont pas trop douloureux, ne gênent pas trop les mouvements du membre, c'est donc par le massage qu'on doit commencer le traitement.

« Mais, pour les ostéomes volumineux, comme ceux de nos deux malades, pour ceux qui gênent les fonctions du membre, principalement ceux du brachial antérieur (Delorme), l'intervention s'impose ; c'est au bistouri, au maillet, à la gouge qu'il faut recourir.

« Cette idée d'intervention radicale est toute naturelle. Si toutefois on cherche dans le volume de l'ostéome, dans la gêne des mouvements, dans la situation sociale du malade, une indication, c'est que, comme l'a fait voir Delorme, ces interventions ne sont pas tout-à-fait sans danger.

« Les premières opérations furent malheureuses ou donnèrent des résultats peu satisfaisants.

« Le premier malade qui fut opéré par Josephson, avant l'adoption des pratiques antiseptiques, suppura et n'a pu guérir assez bien pour reprendre son métier. La cicatrice était étendue et mince.

« Delorme enlève un gros ostéome de la cuisse, et son malade meurt d'intoxication iodoformée.

« A la suite de l'ablation d'un ostéome volumineux de la cuisse, Rigal voit mourir son malade de septicémie.

« Malgré toutes les précautions que j'avais prises, mon premier malade a eu un petit abcès, qui heureusement s'est bien terminé.

« Tous ces faits nous montrent qu'en touchant aux cellules périostées, nous nous trouvons là dans un milieu particulièrement absorbant. Il faut donc redoubler de précautions aseptiques et éviter de se servir d'antiseptiques pour lesquels on ait à craindre des phénomènes d'intoxication.

« Mais, si ces faits justifient la nécessité de ne se décider à une intervention que si elle est bien indiquée, ils ne peuvent toutefois pas nous arrêter dans l'ablation de ces tumeurs, ablation qui peut amener une guérison radicale et rapide. Mon premier malade en est un exemple probant.

« D'ailleurs, plus vous interviendrez de bonne heure, ainsi que le conseille Rigal, plus cette intervention sera facile et bénigne.

« Quant à ce que sera cette intervention, vous n'avez qu'à vous reporter aux détails que je vous ai donnés sur les opérations des deux malades.

« La tumeur mise à nu, vous m'avez vu suivre avec la rugine et le bistouri, bien scrupuleusement, la paroi interne de la coque fibreuse qui entoure l'ostéome. Ainsi on peut éviter les gros vaisseaux et les nerfs qui l'entourent, surtout dans une région comme le pli du coude.

« L'ostéome détaché d'un coup de ciseau de son attache à l'os, vous m'avez vu enfin ruginer l'os jusqu'à ce que le tissu compact de la surface osseuse m'apparût, ne laissant aucune lamelle du tissu de l'ostéome adhérente à l'os. C'est en me conformant aux conseils que m'a donnés M. Delorme que j'ai suivi ce manuel opératoire ; c'est en se conformant à cette condition qu'on pourra éviter la récidive (1). »

La récidive n'a d'ailleurs pas encore été signalée.

(1) Reynier, *loc. cit.*

CONCLUSIONS.

I. — L'ostéome du brachial antérieur se voit surtout chez des sujets jeunes, de sexe masculin, et se livrant à des exercices physiques ; la cause occasionnelle est toujours un traumatisme violent, produisant dans *près des deux tiers des cas*, une luxation du coude en arrière.

II. — L'ostéome du brachial antérieur, même quand il semble cliniquement indépendant de l'os, paraît presque toujours être en connexion avec lui, au moyen d'une aiguille osseuse ou cartilagineuse qui peut passer inaperçue.

III. — La *radiographie* même ne montre pas toujours cette insertion osseuse, parce qu'elle est moins avancée en ossification que le reste de la tumeur ; c'est à l'opération qu'on se rend compte exactement de la forme et des connexions de l'ostéome.

IV. — Ce fait nous permet d'accepter la théorie pathogénique de *l'arrachement périosté*, dans les conditions que nous avons définies ; la théorie de la *myosite ossifiante* doit être abandonnée ; quant à *l'hématome*, il ne joue pas le rôle exclusif que lui attribuait la troisième théorie pathogénique ; mais il est certainement un des facteurs très importants dans la production de l'ostéome.

V. — Le *traitement prophylactique*, en cas de contusion et surtout de luxation du coude, doit être institué immédiatement ; il consistera en massage, électricité, compression ; il n'évitera d'ailleurs pas toujours la production de l'ostéome, mais aura une influence heureuse sur son évolution.

Le *traitement curatif* sera l'extirpation : on ne perdra plus de temps avec les moyens précités.

L'extirpation se fera aseptiquement, point très important, vu l'importance du tissu osseux.

L'ostéome sera détaché d'un coup de ciseau, ou à la gouge suivant les cas ; mais toujours on devra atteindre la surface éburnée et compacte de l'os qui donne attache à la tumeur. Ce n'est qu'en atteignant l'os sain qu'on évitera la récidive.

OBSERVATIONS.

Observation I.

Combes-Brassard. *Mémoire sur la fracture de l'apophyse coronoïde*, Milan, 1811. Cité par Malgaigne, *Traité des luxations*, p. 634.

Le sujet était tombé sur la main, le bras étendu en avant et la lésion datait de trois mois. Les mouvements de pronation, de supination et d'extension se faisaient sans gêne et sans douleur ; seulement la flexion était impossible, et en explorant le coude, on trouva au-devant du cubitus et entre cet os et la tête de l'humérus, un corps dur et jusqu'à un certain point mobile, qui était celui contre lequel était arrêté le cubitus quand on voulait fléchir l'avant-bras.

« Malgaigne se demande si le diagnostic était ainsi suffisamment assuré. En effet, ne trouve-t-on pas là tous les caractères des tumeurs que nous étudions et aucun de ceux qu'on a coutume d'accorder à la fracture de l'apophyse coronoïde et qui sont, du reste, si difficiles à constater sur le vivant, comme le fait remarquer l'illustre chirurgien » (1).

Observation II.

Villepin, in Malgaigne, *Traité des luxations*, p. 580.

Les extrémités osseuses n'avaient pas subi de fracture. En avant on voyait une plaque osseuse de nouvelle formation, recouvrant à la fois la partie supérieure de la trochlée, le condyle tout entier et se prolongeant sur l'épicondyle, adhérente seulement aux os par un

(1) Charvot, *ioc. cit.*, p. 702.

tissu fibreux, et creusée en arrière d'une gouttière très profonde
pour le tendon du biceps.

Cette plaque osseuse est une création bizarre, presque constante
dans les luxations en arrière, invétérées.

OBSERVATION III.

Pigné. *Bulletin de la Société anatomique*, 1840, p. 396.

M. Pigné présente une forme d'ankylose toute particulière, qui
lui a été communiquée par M. Auzias. On voit à la partie antérieure du coude, une jetée osseuse considérable, ayant le volume
du doigt et régulièrement arrondie. Elle part du tiers inférieur de
l'humérus et va s'attacher en dehors du cubitus. Les surfaces
articulaires ne sont pas soudées; la jetée osseuse a la forme d'un
pont, et laisse un intervalle libre au-dessous d'elle. En sciant lon-
gitudinalement, on voit que la surface compacte de l'humérus est
intacte; mais du côté du cubitus, il y a fusion complète. Entre
l'os et la production morbide, il existe un jour qui s'est formé après
la macération et qui semble démontrer que le périoste n'avait pas
été altéré. Sous ce point il n'y avait que du tissu cellulaire grais-
seux, et ni vaisseaux, ni nerfs. Tout porte à penser que cette disposition singulière est le résultat d'une ossification du muscle brachial antérieur.

OBSERVATION IV.

Ossification développée au niveau du tendon du brachial antérieur ;
par M. CHUQUET, interne des hôpitaux (*Bull. Soc. anatomique*,
1876, p. 726).

La pièce a été recueillie à l'amphithéâtre des hôpitaux sur un
homme de 45 ans environ.

L'ossification dont il s'agit a une longueur de quatre centimètres
et demi, sur une largeur de trois environ, et une épaisseur de cinq
à six millimètres. Simple en haut, au point où elle donne insertion
aux fibres du brachial antérieur, elle est bifurquée en bas; une des
branches épaisses va s'insérer, par l'intermédiaire des fibres résis-

tantes, au sommet de l'apophyse coronoïde; l'autre branche se porte
sur le ligament annulaire du radius, et de son extrémité partent
des fibres qui se confondent avec celles de la partie antérieure du
ligament latéral externe.

Tout le brachial antérieur ne s'insère pas à la partie supérieure
de l'ossification : une portion passe devant elle, pour aller s'attacher
à la base de l'apophyse coronoïde. De la cavité coronoïdienne partent deux tractus ligamenteux, qui se portent aux deux branches
inférieures. Cette ossification est faite d'un tissu osseux compact,
d'un aspect analogue à celui de l'humérus.

Il n'existait pas d'arthrite sèche, soit dans cette articulation, soit
dans les autres. Le tendon du brachial antérieur de l'autre côté
était normal. Sur le squelette du même sujet on trouvait des apophyses au niveau de l'insertion de certains muscles, des adducteurs
par exemple, comme une tendance à leur exubérance osseuse dont
l'exemple le plus remarquable était donné par la lésion que nous
décrivons.

Les ossifications dans l'épaisseur des tendons sont bien connues,
mais rarement elles offrent un volume comparable à celui-ci. C'est
pourquoi, mis en présence d'une tumeur si insolite, l'embarras du
clinicien devait être grand. On pouvait penser, comme cela a été
fait, alors que la pièce n'était pas disséquée, à une fracture ancienne de l'apophyse coronoïde avec absence de consolidation
osseuse et cal fibreux. Aussi ce fait nous paraît renfermer avec
son intérêt anatomique, un enseignement clinique de quelque importance.

OBSERVATION V.

(Charvot, *loc. cit.*, p. 716.)

C... Antoine, âgé de 22 ans, soldat au 6e Cuirassiers, incorporé
depuis le 8 novembre 1879, entré le 26 janvier 1880, au Val-de-
Grâce.

Cet homme, d'une solide constitution, le 19 novembre 1879, fit une
chute de cheval, tomba sur la paume de la main, le membre dans
l'extension, se fit une luxation du coude réduite de suite, après
quoi le membre gonfla considérablement; immobilisation.

Au bout de quelques jours, raideurs de l'article; mouvements actifs imposssibles, mouvements passifs restreints.

On fait faire des armes au malade pour rendre souplesse et force aux muscles. Mieux notable, mais l'extension complète ne revint pas, la faiblesse du membre persista.

Le 20 décembre, C..., en palpant son coude, découvrit au côté interne du pli du coude, une tumeur grosse comme un œuf, de consistance élastique.Cette grosseur, qui ne se révélait par aucune douleur spontanée, était sensible à la pression.

A ce moment,trois mois après l'accident, on constate : état général excellent; l'inspection ne révèle pas d'ecchymose et ne montre qu'un peu d'atrophie du muscle. Rien d'anormal au coude, à l'œil.

Pas de traces de fracture.

Au côté interne du pli du coude, profondément, derrière le biceps, on sent, à la palpation,une tumeur plus grosse qu'un œuf, de consistance cartilagineuse et légèrement bosselée.

En la pétrissant, on sent que cette consistance est inégale: ici, dure comme de l'os, là, dépressible.

Mobilité latérale assez étendue, ce qui montre bien qu'elle est indépendante de l'humérus et qu'elle fait corps avec le brachial antérieur,dans l'épaisseur duquel elle s'est probablement développée.

Mobilité de haut en bas nulle, mais on la sent s'abaisser et remonter dans les mouvements d'extension et de flexion du coude.

Le biceps est isolé de la tumeur; le paquet vasculo-nerveux passe au devant d'elle.

La forme est triangulaire, à base suivant le pli du coude; le sommet est situé en dehors du biceps et à trois travers de doigt au dessus du pli du coude.

Aucune douleur au repos.

Douleur légère après fatigue du membre, avec engourdissement, fourmillements dans tout l'avant bras.

Extension toujours incomplète. Force amoindrie.

Compression et massage pendant six semaines : aucun résultat.

OBSERVATION VI.

Contusion indirecte du coude gauche. Tumeur sanguine au pli du coude persistant 6 mois après l'accident, d'abord mobile, puis soudée à l'humérus; ankylose incomplète de l'article. Névrite cubitale (Anesthésie complète, atrophie et paralysie légère dans sa sphère de distribution).

(Charvot, *loc. cit.*, p. 717.)

RÉSUMÉ.

B... Bertrand, soldat; aucun antécédent.

Il y a 5 mois, le 24 mars 1880, chute de sa hauteur sur la paume de la main. Douleur vive, pas de luxation. Gonflement considérable du poignet à l'aisselle. Ecchymose du coude. Mouvements du coude limités.

15 jours après, le gonflement a disparu. Mobilisation et écharpe.

Le 25 avril, ankylose du coude.

Le 22 mai, on tente l'allongement brusque du membre : l'extension complète fut presque obtenue, mais cette manœuvre détermina la flexion des doigts dont l'extension devint impossible.

Engourdissement et fourmillements de la zone du cubital. Anesthésie dans la même zône.

Appareil à extension forcée et continue qu'on enlève au bout de quelques jours. La flexion se reproduit aussitôt et ankylose.

Les doig's redevinrent mobiles, mais restèrent anesthésiés.

On sentait alors au pli du coude, au côté interne du biceps et profondément située dans la région du brachial antérieur, une masse plus volumineuse que la tumeur actuelle, dure, mais assez pâteuse et dépressible par endroits, occupant la place de l'ecchymose circonscrite du coude.

Mobilité transversale, facile à cette époque (aujourd'hui elle est adhérente à l'humérus).

Atrophie du bras gauche, mais surtout atrophie des membres de l'avant-bras et de l'éminence hypothénar. Pas de troubles trophiques.

Six mois après l'accident, adhérence à l'os, immobilité, dureté osseuse. Pas de traces de luxation, ni fracture.

Pas de douleurs.

Mouvements très limités par l'atrophie des muscles et la tumeur.

Anesthésie de la zone du cubital.

Parésie et atrophie légère des muscles innervés par le cubital.

Mobilisation, massage, électricité, sans succès.

OBSERVATIONS VII, VIII, IX.

Ces trois observations, qu'on trouvera dans le mémoire de Charvot ne nous semblent pas absolument pathognomoniques. C'est pourquoi nous nous abstenons de les donner. Nous devons les citer cependant, en appelant surtout l'attention sur l'Obs. V de son mémoire, (*Revue de Chirurgie*, 1881, page 723), où il donne à une tumeur du pli du coude datant de neuf mois, consécutive à une luxation en arrière, le nom de tumeur sanguine. Il semble bien qu'il s'agit là encore d'un ostéome.

OBSERVATION X.

Boppe. *Arch. de Méd. milit.*, 1892, t. I, p. 127.

F... jeune soldat au 1er régiment do Chasseurs, était avant son entrée au service, tailleur de pierres. Il n'a jamais été malade, ne se rappelle pas avoir reçu de coups sur le bras, ni éprouvé la moindre gêne dans les mouvements du coude. Depuis son arrivée au corps, il n'a été indisponible que 4 jours, à la suite d'une piqûre du doigt indicateur droit.

Le 8 mars 1891, à la voltige, il tomba de cheval sur la paume de la main, le bras étendu, et ressentit une vive douleur au coude. Une ecchymose et un gonflement considérable se manifestèrent, depuis le milieu du bras jusqu'au poignet. Transporté à l'infirmerie, on ne constata ni fracture, ni luxation. La contusion fut traitée par des applications résolutives, puis par la teinture d'iode.

Au bout de 10 jours, la tuméfaction disparut, sauf au pli du coude, où l'on percevait une masse dure, du volume d'un petit œuf. Cette grosseur diminua légèrement, en même temps que la consistance augmentait.

Tous les moyens de traitement : révulsifs, compression, massage, etc., furent inefficaces et F... fut envoyé à l'hôpital, où nous constatâmes les lésions suivantes : au pli du coude, sur la partie antéro-interne du V bicipital, on trouve une tumeur dure, ovoïde, mesurant environ 4 centimètres de long sur 2 1/2 de large, recouverte par la partie du brachial antérieur avec lequel il semble faire corps.

Si l'on cherche à apprécier sa consistance au moyen d'une aiguille, on reconnaît que celle-ci vient se heurter contre une masse osseuse.

Les mouvements de flexion de l'avant-bras sur le bras ne peuvent dépasser l'angle droit. Il n'existe pas de douleur, sauf quand on exagère la flexion ou que l'on comprime la tumeur.

Le malade, craignant de ne pouvoir continuer sa profession, demande à être débarrassé de son affection.

Le 17 avril, en présence de M. le Médecin-Inspecteur Dauvé, qui avait bien voulu nous aider de ses conseils, et de nos collègues de la garnison, nous procédâmes à l'*opération*.

Le malade étant endormi, la bande d'Esmarch appliquée, je fis une incision de 6 centimètres à un travers de doigt en dehors du milieu du pli du coude. La veine céphalique fut coupée entre deux ligatures au catgut et le muscle brachial antérieur divisé. A sa partie profonde, se trouvait l'ostéome, qui reposait sur l'apophyse coronoïde sans y adhérer. En essayant de saisir la tumeur avec une pince, elle s'écrasa et je fus obligé de l'enlever par petits fragments. Après avoir débarrassé le mieux possible la plaie des parcelles osseuses incrustées au milieu des fibres musculaires, je la suturai au crin de Florence sans faire de drainage, et le tout fut recouvert abondamment de poudre d'iodoforme.

Le huitième jour, la réunion était complète, mais le malade auquel on avait enlevé la gouttière qui immobilisait son membre, se livra à des mouvements qui rompirent en partie la cicatrice, ce qui retarda de 15 jours la guérison. Au moment de sa sortie, F... plie aussi facilement le bras opéré que l'autre, et n'éprouve ni gêne, ni douleur au pli du coude, où l'on ne perçoit aucune saillie anormale.

Examen de la tumeur. — Le grand nombre des fragments n'a pas permis de reconstituer exactement la forme de l'ostéome, qui se nble être celle d'une grosse amande. Examiné au microscope, on constate qu'il est formé par des corpuscules osseux, et par de nombreuses cellules à noyaux volumineux.

OBSERVATION XI.

Ostéome du brachial antérieur ; par Guépin, Interne des hôpitaux.
(*Bull. Soc. anat.*, 1893, p. 275).

Lucien M..., âgé de 15 ans, cultivateur, entre le 24 mars 1893 à l'hôpital Lariboisière, dans le service de M. le Dr Peyrot.

Il accuse une gêne notable dans les mouvements du bras droit, et attire l'attention sur une nodosité de consistance calcaire qu'il porte au bras, un peu au-dessous de la dépression deltoïdienne et profondément située sous la peau. On ne peut signaler dans son histoire aucun antécédent pathologique héréditaire. A l'âge de trois ans, il eut, paraît-il, la rougeole ; puis, consécutivement, une bronchite intense. Mais la guérison fut complète et depuis lors, il n'a jamais été malade.

Il y a deux ans environ (janvier 1891), il ressentit une douleur dans le bras, exactement au point où se trouve aujourd'hui une nodosité. Cette douleur survint brusquement, sans raison appréciable, sans que rien pût en expliquer l'apparition. En effet, Lucien M... ne s'est jamais livré à des travaux pénibles ; il n'a point subi de traumatisme. Lors de l'apparition des phénomènes douloureux et pendant toute leur durée, son état de santé est resté excellent. Il n'a pas eu de fièvre, pas de douleurs au voisinage des autres extrémités osseuses, pas de foyers de suppuration sur la peau. Toutefois, dit-il, il portait encore aux deux mains des engelures incomplètement cicatrisées.

La douleur, bien circonscrite au point de jonction du tiers supérieur de l'humérus avec les deux tiers inférieurs et à sa partie antéro-externe, était sourde, continue, exaspérée par l'exploration et les mouvements. Elle rendait impossible l'élévation du bras et surtout l'extension complète de l'avant-bras sur le bras.

Le gonflement de la région et la rougeur de la peau se montrèrent rapidement. Mais l'abcès formé n'avait que peu de tendance à s'ouvrir spontanément ; on dut l'inciser et il en sortit plusieurs cuillerées à bouche de pus sanguinolent. La cicatrisation se fit en quelques jours ; Lucien M... reprit son travail ; il paraissait complètement guéri.

Un an après (février 189?), un nouvel abcès se forma, dans des conditions identiques, sur la face antérieure de l'épaule droite. La guérison se fit rapidement après la simple incision.

Enfin, il y a deux mois, la gêne fonctionnelle du bras se montra à nouveau, toujours sans raison connue. Le membre tout entier devint douloureux après le travail, l'extension complète de l'avant-bras sur le bras impossible ou du moins très pénible.

C'est alors seulement que le malade et son entourage constatèrent l'existence de la nodosité pour laquelle il vient demander des soins. Elle ne paraît pas avoir sensiblemsnt augmenté de volume depuis le jour où sa présence a été remarquée.

Lucien M..., suffisamment développé pour son âge, ne présente aucune malformation apparente ; ses différents organes sont sains. On ne lui trouve point de ganglions anormalement développés, pas de vestiges d'affections auriculaires ou oculaires anciennes, pas de déformations dentaires. Le bras droit, aussi développé que le gauche, porte deux cicatrices blanchâtres, déprimées ; l'une, disposée parallèlement à l'axe du membre, occupe le tiers supéro-externe du bras et présente une longueur de trois centimètros environ. L'autre est située sur la face antérieure de l'epaule, très près de la clavicuie.

La première cicatrice, la seule qui nous intéresse, est adhérente aux plans profonds ; elle recouvre une masse fusiforme, de consistance calcaire, dont le grand axe est parallèle, ou à peu près, à celui de l'humérus et semblant reposer sur l'os lui-même. Cette masse adhérente à la cicatrice, d'une part, à l'os, d'autre part, est néanmoins mobilisable dans le sens transversal, surtout par son extrémité inférieure.

Elle serait fixée à l'humérus par son extrémité supérieure, un peu au-dessous de l'empreinte deltoïdienne, puis s'en écarterait, pour paraître se perdre dans le muscle brachial antérieur. En effet, la contraction du muscle fixe la masse très manifestement et même en dehors de la contraction musculaire, on ne peut lui faire exécuter qu'un très léger mouvement dans le sens vertical.

Le diagnostic fait avec quelques réserves, en raison de l'étiologie peu habituelle, fut : *ostéome du brachial antérieur*.

L'examen attentif du creux axillaire n'y décèle rien d'anormal : l'articulation de l'épaule fut reconnue manifestement indemne, l'humérus absolument régulier. Les autres muscles ne sont pas le siège de productions analogues. En raison des troubles fonctionnels progressifs, l'intervention chirurgicale fut proposée sur le champ.

Notre Maître, M. le Dr Peyrot, incisa directement sur l'ostéome la peau et l'aponévrose, énucléa la tumeur du tendon et du corps du brachial antérieur et l'on put reconnaître, *de visu*, les rapports que l'exploration avait déjà permis d'apprécier.

Il s'agissait bien d'un nodule d'apparence osseuse, développé dans le muscle et dans le tendon, indépendamment de l'humérus lui-même. Le brachial antérieur et l'aponévrose furent suturés au cat-gut, la peau, au crin de Florence ; il ne fut point fait de drainage.

La tumeur extirpée est d'une longueur de deux centimètres environ, et elle a sept ou huit millimètres de largeur ; elle présente une face antérieure convexe, assez régulière, une face postérieure creusée d'une gouttière longitudinale, une extrémité supérieure amincie, fixée à l'humérus, une extrémité inférieure plus large, perdue dans le brachial antérieur. La tumeur, tout entière, était recouverte par les fibres musculaires reconnaissables à leur coloration ; en avant toutefois, elle adhérait au tissu de la cicatrice. Vers la partie supérieure de la gouttière déjà signalée, on voyait un petit trousseau fibreux, blanc nacré, très intimement adhérent à cette gouttière et qu'il fut impossible d'en détacher complètement.

La surface de l'ostéome est d'apparence spongieuse, comme s'il s'agissait d'un véritable morceau d'os spongieux. Mais elle offre, en outre, une striation longitudinale, dans le sens même des fibres du muscle dont l'ostéome a vraisemblablement pris la place.

Sur une coupe parallèle à son grand axe, ce nodule présente les mêmes caractères qu'à la surface. Les surfaces de section sont sèches ; il ne semble point que leurs cavités contiennent de la moelle osseuse.

Après décalcification d'une partie de l'ostéome par la solution concentrée d'acide picrique dans l'alcool, on y pratique des coupes.

On peut alors reconnaître qu'il s'agit d'un os vrai, caractérisé non seulement par la présence d'ostéoblastes, mais encore par des systèmes de Havers bien conformés. Dans aucun point, on ne rencontre de cartilage et les fibres musculaires ont totalement disparu.

Si l'on ne connaissait pas l'histoire du malade, il serait impossible d'indiquer la provenance de cet ostéome et surtout de constater qu'il siégeait dans un muscle.

OBSERVATION XII.

Ostéome volumineux du coude, consécutif à une luxation en arrière.
Ablation. Implantation humérale (Delorme, *Soc. Chirurgie*, 1894,
560).

RÉSUMÉ.

Le nommé C.., à la suite d'une chute sur la main, est atteint d'une luxation du coude en arrière. Réduction sous le chloroforme, le lende main|de l'accident. Massages journaliers qui ne peuvent faire disparaître une tuméfaction antéro-interne assez considérable, indolore à a pression, mais au niveau de laquelle les mouvements d'extension provoquent des douleurs vives, irradiées au bras et à l'avant-bras. Au bout d'un mois, le coude, malgré les massages, est fléchi à angle droit ; mouvements limités et douloureux. Disparition du gonflement superficiel ; constatation deux mois après, à la face antéro-interne du coude, d'une tumeur dure, osseuse, fixe, située dans le brachial antérieur, de six centimètres de longueur, fournissant au niveau du pli du coude deux gros prolongements, l'un interne, l'autre externe, qui remplissent les deux dépressions antérieures du coude et semblent accompagner jusqu'à leur insertion les tendons du brachial antérieur et du biceps.

Le coude ne peut dépasser l'angle droit.

Pas de compressions vasculo-nerveuses.

Cinq mois après l'accident, *opération*. Incision en dedans du paquet vasculo-nerveux ; ablation de l'ostéome : « Recouvert immé_ diatement par les fibres du brachial antérieur d'apparence toute normale, directement par une enveloppe fibreuse continue, épaisse de près d'un centimètre, il se confond avec la face antérieure de l'humérus comprise entre les insertions supérieures du brachia antérieur et celles de la capsule ; il recouvre ensuite cette dernière sans lui adhérer notablement, se prolonge derrière le tendon du brachial antérieur jusque près de ses insertions cubitales, sans se fixer au cubitus, et pousse vers les insertions radiales du biceps, sans toutefois se souder au radius, un deuxième prolongement. Avec la pince-gouge et le détache-tendons, abrasion par morceaux, de deux prolongements inférieurs dans l'intérieur de la coque d'enveloppe incisée et, avec la pince-gouge, enlèvement de l'implantation de l'insertion humérale jusqu'à découverte de la face antérieure éburnée de la diaphyse.

Réunion par première intention, sans drainage, après avoir rétabli complètement les mouvements de l'articulation.

Il s'agissait d'une tumeur formée à l'intérieur d'os spongieux recouverte d'une lame extérieure plus compacte.

Mouvements réguliers depuis six mois ; extension encore incomplète ; la flexion a encore à gagner 35°.

Au point de vue fonctionnel, il y a donc amélioration notable, mais non guérison définitive, et la palpation profonde fait encore reconnaître au-dessous du pli du coude une légère induration.

Remarque. — On remarquera qu'il semble s'agir ici d'une tumeur osseuse, formée aux dépens de l'humérus et indépendante du brachial antérieur. M. Delorme la dénomme *ostéome du coude*. Il ne s'agit peut-être que d'une exostose ostéogénique de la face antérieure de l'extrémité inférieure de l'humérus.

Observation XIII.

Yvert et Delorme : *Ostéome du coude. Ablation.*
(*Soc. Chir.*, 1894, p. 568).

Cet ostéome a été constaté sur un jeune cavalier, le nommé P.. atteint, en novembre 1893, d'une luxation au coude, à la suite d'une chute pendant un exercice de voltige ; quinze jours après l'accident, commença à se développer une tuméfaction dure qui, deux mois plus tard, présentait les caractères suivants :

Masse brachio-antibrachiale faisant une saillie assez accusée pour soulever les segments amincis et augmenter de 2 centimètres la circonférence du membre.

A la palpation, prisme triangulaire à base inférieure, qui semble confondu avec les fibres du brachial antérieur, suivant le trajet de son tendon. De consistance osseuse, elle est légèrement mobile de haut en bas et de bas en haut pendant le relâchement des muscles fléchisseurs. Son déplacement latéral est beaucoup plus appréciable.

Elle comprime la brachiale et les veines, au point de diminuer l'ampleur du pouls radial, de gêner la circulation en retour de l'avant-bras et de la main. Elle tiraille le nerf médian assez pour déterminer une sensation d'engourdissement, des douleurs sur son trajet, des troubles trophiques dans la main (peau rugueuse, écailleuse, épiderme desquamé), enfin, de diminuer notablement la force de cette main.

Elle limite l'extension et maintient la flexion du coude à l'angle droit.

En raison des accidents et de l'impotence fonctionnelle présentés par son malade, M. Yvert pratique l'ablation de cet ostéome.

L'incision prolongée de la ligature de l'humérale au pli du coude met à découvert la masse osseuse. Le paquet vasculo-nerveux est reporté en dedans. L'ossification du brachial antérieur paraît *de visu* beaucoup plus considérable qu'on aurait pu d'abord le supposer. Ce muscle est transformé en véritable tissu osseux, sur une hauteur de 8 centimètres à partir de son insertion à l'apophyse coronoïde du cubitus et sur une largeur égale à celle de ses fibres musculaires, au niveau de sa partie inférieure. Elle était aplatie profondément et étalée au-devant de l'articulation qu'elle recouvrait complètement sans avoir toutefois aucune adhérence avec la capsule articulaire.

M. Yvert a enlevé cet ostéome par morcellement, avec la pince-gouge. La crainte, en prolongeant trop son incision sur l'avant-bras, de produire des désordres étendus, l'engagea même à ne pas séparer complètement l'insertion de cet ostéome à l'apophyse arrondie du cubitus ; d'autant, dit-il, que ce segment tout à fait inférieur, ne pouvait déterminer ni gêne mécanique dans les mouvements de flexion, ni compression gênante sur les vaisseaux et les nerfs.

Après l'opération, il restait au lieu et place de la tumeur enlevée, une poche de la dimension d'un gros œuf de poule, creusée au milieu même du muscle brachial antérieur et qui était le siège d'une hémorragie importante qu'on dut arrêter par le tamponnement avec la gaze iodoformée.

Sutures, drain ; guérison en un mois et demi, non sans une suppuration légère.

Après cette intervention, le coude redevint libre. On distinguait sous forme d'une corde de la grosseur du petit doigt, le tendon du brachial antérieur, se continuant sur le cubitus avec la petite plaque osseuse non extirpée. Les troubles vasculaires avaient disparu avec la douleur et l'engourdissement. Cependant la sensibilité des doigts à leur extrémité n'était pas encore aussi complète que du côté opposé. La flexion redevint presque normale et l'extension n'était totale que passivement.

L'opération avait donc rétabli en grande partie le fonctionnement très compromis du coude.

M. le Médecin-principal Kiener, Professeur d'Anatomie pathologique à la Faculté de Montpellier, a examiné les fragments de cet ostéome et constaté qu'il s'agissait de tissu osseux très vasculaire et de structure identique à celle d'un os jeune en voie de développement, en pleine croissance.

A l'œil nu, les fragments ont la structure d'un os spongieux, avec des cavités médullaires à peu près aussi larges que les trabécules osseuses. Çà et là on remarque des carrefours plus étendus, de forme irrégulière, où la structure osseuse fait défaut. La surface extérieure de l'ostéome est recouverte d'une mince couche fibreuse qui en suit toutes les anfractuosités et s'enfonce dans les cavités médullaires.

Les coupes après décalcification montrent que les cavités médullaires sont occupées par un tissu conjonctif et fibreux à fibres grêles, assez pauvre en cellules et creusé d'orifices vasculaires énormes occupant au moins les deux tiers de son étendue. Çà et là des petits groupes de cellules adipeuses. Les trabécules osseuses sont généralement, dans leur partie centrale, formées de grosses cellules osseuses irrégulièrement disposées dans la substance, tandis que les bords présentent des cellules plus grêles, régulièrement alignées entre les lamelles osseuses stratifiées.

Pour M. Yvert, cet ostéome se serait développé aux dépens de l'apophyse coronoïde du cubitus, arrachée pendant la luxation. Il rentrerait dans la catégorie des arrachements osseux invoquée par M. Berger. La chose est possible ; mais j'avoue (M. Delorme) n'accepter son opinion qu'avec une certaine réserve, d'autant qu'il a senti, avant et pendant l'opération, le tendon du brachial se continuer jusqu'au cubitus.

OBSERVATION XIV.

Ostéome du coude (M. Delorme). *Soc. de Chirurgie*, 1894.

Le malade que je vous présente, le nommé Per.....jeune soldat du 1er Cuirassiers, est atteint d'un ostéome du coude, dont les signes cliniques sont encore assez nets pour qu'on puisse affirmer ce diagnostic dans une constatation *de visu*.

Dans un exercice de voltige, en sautant en croupe, cet homme tomba sur l'épaule droite, le bras étendu, et éprouva dans le coude une douleur vive. Les mouvements de cette articulation entorsée devinrent pénibles et très limités. Deux jours après, on constata un gonflement dur de la région, surtout accusé en dedans. Ecchymose. Immobilisation et massage.

Lorsque je le vis, un mois après l'accident, il présentait une tuméfaction d'une dureté osseuse, des dimensions d'un œuf de poule, étalée sous le brachial antérieur, remontant à six centimètres au dessus de l'épitrochlée et descendant derrière le tendon de ce muscle jusqu'au contact du cubitus.

Le coude était fléchi à angle droit et ne pouvait ni se fléchir davantage, ni s'étendre.

Sous l'influence de massages énergiques et fréquents, la tumeur, en trois mois, a été réduite au volume actuel, celui d'un œuf de pigeon. Elle remonte encore à quatre centimètres au-dessus de l'épitrochlée, sans descendre notablement au-dessous de lui. Pendant la flexion du coude qui, en relâchant les parties, permet un examen plus facile, on peut la saisir entre le pouce et l'index derrière le brachial, et surtout derrière son tendon. Elle fait sur l'humérus un ressaut arrondi de deux centimètres. Sa dureté est absolument osseuse et sa surface régulière.

Dans les mouvements de flexion et d'extension, on constate

depuis deux mois des craquements extra-articulaires manifestement osseux, comme produits par le frottement de deux surfaces-
rudes ; on ne peut cependant déplacer l'ostéome de bas en haut ou
de haut en bas. On reproduit les frottements en déplaçant la tumeur
dans le sens transversal, sans mobiliser le coude.

Depuis que la tumeur a diminué de volume, elle est devenue
mobile; l'extension est complète, et à la flexion, il ne manque plus
que vingt degrés environ. Il y a deux mois, je pensais être obligé
de recourir, chez ce malade, à une ablation ; aujourd'hui celle-ci
serait contre-indiquée.

OBSERVATION XV.

(Obs. V d'AURÉGAN, *loc. cit.*, p. 43).

RÉSUMÉ

V... Jean, 22 ans, hussard, montait à cheval dans le manège, le
17 décembre 1889, un mois après son arrivée au service. Il perdit
l'équilibre, et jeté de côté, il tomba sur la main droite, se faisant
ainsi une luxation du coude réduite immédiatement.

Le même jour, on constate un gonflement considérable de la
région du coude, avec infiltration sanguine générale du membre
supérieur et douleur généralisée. Cette infiltration disparaît le 8e
jour après l'accident, sous l'influence du massage et d'une compression méthodique avec immobilisation, après application de com-
presses résolutives.

Le 24 décembre (*8 jours après l'accident*) *commence à se former*
à la région interne du coude une tumeur qui s'avance en dehors
jusqu'à la ligne médiane du coude et est limitée par une ligne qui
divise en deux parties égales la face interne de l'avant-bras.

Le 26 janvier, elle fait saillie dans l'extension, qu'elle rend incomplète. De forme ovoïde, à grosse extrémité inférieure, cette tumeur
présente une consistance ligneuse; non douloureuse à la pression,
elle est inégale à sa surface et creusée sur sa face antérieure, d'une
gouttière dans laquelle reposent les vaisseaux et le nerf médian,
et dont les bords sont très saillants et cutellaires.

Cette tumeur n'est douloureuse que lorsqu'on la presse avec
une certaine violence. Elle est à peine mobile de dehors en dedans

en donnant la sensation de frottement profond. Elle suit dans la flexion de l'avant-bras les mouvements du brachial antérieur : c'est un hématome de ce muscle, déchiré en état de contraction au moment de la chute sur la main ; il mesure 65 millimètres de longueur. Il permet l'extension presque complète ; mais la flexion est limitée à l'angle droit ; quand on veut la pousser plus loin, les mouvements deviennent douloureux.

Le 20 février, la mensuration pratiquée sur les deux membres supérieurs, au coude, donne : à gauche, 24 centimètres de circonférence, à droite, 215 millimètres.

Le 27 février, diminution de volume. Cependant flexion et extension incomplètes. Surfaces osseuses articulaires intactes. Convalescence de 3 mois.

Au bout de 3 mois, l'impotence persiste ; l'état local s'est aggravé ; l'extrémité inférieure du brachial antérieur n'est plus le siège d'un hématome, mais bien d'un ostéome. Dans l'extension, on constate dans la région antéro-interne de l'avant-bras une tuméfaction qui correspond à la partie inférieure du brachial antérieur. A la palpation, on y sent une tumeur de consistance osseuse et de forme pyramidale, dont le sommet remonte à 4 centimètres au-dessus du pli du coude et dont la base paraît implantée sur le cubitus ; fixe à sa base, elle est mobile à son sommet et se laisse déplacer dans les mouvements imprimés au muscle brachial antérieur. La face antérieure est creusée d'une gouttière à crêtes vives, pour les vaisseaux et le nerf médian ; la face externe est séparée du tendon du biceps par un espace dans lequel le doigt peut s'engager profondément pour atteindre les fibres antérieures du coraco-brachial.

Mais, en outre de la lésion du muscle, qui seule existait autrefois, on constate une augmentation de volume de l'épicondyle : l'extrémité externe de l'humérus qui, après l'accident, n'a pas présenté de solution de continuité, porte une pyramide triangulaire, mesurant 0 m. 035 de base et de hauteur et se dirigeant en dehors et en bas.

Il est à noter que le membre n'a subi aucun trouble trophique ; le bras droit mesure un centimètre de plus que le gauche et l'avant-bras un demi-centimètre.

Le 25 juillet, on constate que l'hyperostose a à peu près la forme d'une pyramide triangulaire mesurant à sa base, au point saillant normal de l'épicondyle, c'est-à-dire au-dessus de l'articulation radiale, quatre centimètres d'épaisseur et une hauteur égale.

L'articulation est complètement libre ; elle permet les mouvements de pronation et de supination, l'extension à 30 degrés et la flexion à 45 degrés ; on peut même l'amener à 60 degrés par des mouvements forcés très douloureux. On ne sent dans l'article aucune aspérité et les mouvements semblent y être bridés par l'ostéome et l'exostose.

V..., sort de l'hôpital le 29 juillet 1890, par congé de réforme.

OBSERVATION XVI.

(Observation VI d'AURÉGAN, *loc. cit.*, 46).

RÉSUMÉ.

Le jeune L..., soldat au 6ᵉ Hussards, arrivé au régiment depuis 5 mois environ, tombe de cheval, le 16 novembre 1889, et se fait une luxation du coude droit, réduite une heure après l'accident.

Le lendemain, empâtement diffus du membre supérieur et suffusion sanguine généralisée.

Le 18 novembre, membre moins volumineux ; dans la région antérieure du coude, apparition d'une tumeur occupant toute la largeur de la région.

Le 14 décembre, elle est appréciable à la vue, surtout sur la face antérieure du membre ; elle est aplatie d'avant en arrière et bouclée, et présente un noyau volumineux qui remonte en dedans à sept centimètres du point le plus saillant de l'épitrochlée, tandis qu'en dehors, elle ne dépasse pas l'épicondyle de cinq centimètres.

Le 10 janvier 1890, la tumeur, de consistance osseuse, de la grosseur d'un œuf de dinde, paraît siéger dans le brachial antérieur ; on la déplace en masse, en déterminant une certaine douleur. Flexion et extension limitées ; extension douloureuse.

Congé de trois mois.

Le 16 avril, l'impotence persiste : Partie inférieure du brachial antérieur occupée par une induration de forme prismatique. Sa base, dirigée en arrière, a deux faces interne et externe, offrant au doigt une dureté osseuse, se prolonge jusqu'à l'insertion inférieure du muscle.

Gouttière sur la face interne pour paquet vasculo-nerveux.

Mobilité latérale. Suit les mouvements du brachial antérieur.

La base du prisme occupe toute la longueur du bras; sa face postérieure entoure l'humérus; l'extrémité inférieure du brachial antérieur paraît transformée en un gros galet dans l'étendue de trois travers de doigt.

Le 3 juin, on perçoit toujours la tumeur à l'extrémité inférieure du brachial antérieur ; elle est absolument mobile; sous l'influence du massage, elle a considérablement diminué de volume. De la grosseur d'un petit œuf de poule et de consistance pierreuse, elle est aplatie et forme une sorte de carapace; au devant de l'humérus, les mouvements de flexion et d'extension ne sont pas entièrement recouvrés. Dans les fonctions extérieures, le malade éprouve une douleur vive, dont la persistance mérite d'être notée, car elle disparaît habituellement après quelques mois.

Le 10 juin, la tumeur ne s'est pas modifiée, mais les mouvements d'extension et de flexion sont devenus à peu près normaux.

Actuellement (novembre 1891) la tumeur s'est presque complètement résorbée ; il ne reste plus qu'un peu de faiblesse du membre, sans aucune gêne dans les mouvements.

L'Observation VII d'Aurégan, nous paraît être un hématome pur et simple, non suivi d'ostéome, peut-être sous l'influence du traitement rapide.

Résumé.

B..., soldat au 15e Dragons.

Chute de cheval le 28 décembre; luxation du coude.

Plusieurs tentatives de réduction sans succès.

Deux heures après l'accident, gonflement énorme du membre supérieur gauche.

Le lendemain, ecchymose au côté interne du pli du coude.

Le 29 janvier, ecchymose et gonflement disparaissaient.

Tumeur siégeant au niveau de l'interligne articulaire du côté interne, au-dessous du ventre charnu du brachial antérieur, au-dessus du repli falciforme de l'expansion aponévrotique du biceps. Vaisseaux en haut et en dehors,

Volume : un œuf ; aplatie, inégale, dure, mais sans avoir la consistance osseuse; les doigts ne peuvent la pétrir et surtout la déplacer en aucun sens.

Le 31 janvier, nouvelle tentative et réduction de la luxation sans succès.

Le 1er février, nouvelle tentative avec l'appareil de Jarvis. L'olécrane est abaissé, mais le radius toujours luxé.

Immobilisation en flexion forcée.

Le 14 février, le membre se place dans l'extension; peu de mouvements sont possibles ; l'olécrane remonte un peu. Persistance de la tumeur dure.

Mars-avril, fourmillements dans les doigts (l'index).

Le 25 avril, la tumeur a un peu diminué de volume.

Le 25 mai, l'état de l'articulation n'est pas changé, mais l'*hématome* du pli du coude a presque disparu. On ne perçoit plus qu'un petit noyau induré au niveau de l'article.

OBSERVATION XVII.

(Observation VIII d'AURÉGAN (*loc. cit*).

RÉSUMÉ.

C..., soldat au 6e régiment de Hussards, entre à l'hôpital le 15 août 1891.

Cet homme, d'une solide constitution, raconte que le 8 avril 1891, il fit une chute de cheval et tomba sur la paume de la main, le membre dans l'extension. Il se fit une luxation du coude qui fut réduite presque aussitôt. Il y eut presque immédiatement un gonflement considérable de la région et du membre que l'on dut immobiliser. Au bout de quelques jours, l'appareil enlevé, on s'aperçut que l'article était enraidi, impotent, avec mouvements douloureux à la partie inférieure du bras. Au côté interne du coude, se trouve une tumeur grosse comme un œuf, de consistance pâteuse, légèrement sensible à la pression.

Le 18 avril, atrophie du bras droit, pli du coude tuméfié, aucune

trace de fracture ou de luxation, mais flexion très limitée et douloureuse. Tumeur élastique.

19 mai, en palpant profondément le pli du coude, on découvre à
son côté interne, derrière le biceps, une tumeur un peu moins
grosse qu'un œuf, de consistance cartilagineuse et légèrement
bosselée ; en la pétrissant, on sent que cette consistance n'est pas
partout égale ; dans la plupart des points, elle est dure comme de
l'os, mais dans d'autres, elle se laisse un peu déprimer par les
doigts. On peut lui imprimer des mouvements de latéralité assez
étendus, ce qui montre bien qu'elle est indépendante de l'humérus
et qu'elle fait corps avec le brachial antérieur, dans l'épaisseur
duquel elle s'est probablement développée. On ne peut la déplacer
de haut en bas, mais on la sent s'abaisser et remonter dans les
mouvements du coude. Cette tumeur est facile à isoler du biceps
dont on peut limiter le corps charnu. En avant d'elle passe le
paquet vasculo-nerveux, au milieu duquel on sent nettement les
battements de l'artère humérale.

En mettant le bras dans la flexion, autant qu'il est possible de
le faire sans provoquer une douleur trop vive chez le malade, on
reconnaît que la surface de la tumeur, facile à délimiter avec les
doigts, a une forme presque triangulaire ; la base suit assez bien le
pli du coude ; le sommet est situé en dehors du biceps et à trois
travers de doigt au-dessus du pli du coude : le côté interne s'étend
de ce point à la base, qu'il atteint à deux travers de doigt en dehors
de l'épitrochlée ; le bord externe déborde le biceps en dehors, de
deux travers de doigt, et le point de rencontre avec la base est à un
travers de doigt au-dessus du pli du coude.

Sous l'influence du massage et des mouvements forcés, l'articulation a recouvré un peu de sa mobilité, mais la flexion est encore
incomplète et le membre a perdu une partie de sa force.

Le malade n'éprouve aucune douleur au repos ; quand il se sert
de son bras pendant un certain temps, la partie correspondante à
la tumeur devient douloureuse.

Le 3 juin, la flexion et l'extension sont à peu près complètes ; la
tumeur présente encore le volume d'une petite mandarine et est
d'une dureté osseuse. Pas de troubles de l'innervation. Rien du côté
de l'article.

Le malade sort de l'hôpital.

OBSERVATION XVIII.

(Observation IX de M. le Professeur Lannelongue, in AUREGAN).

P... Joseph, âgé de 42 ans, charretier.

Antécédents héréditaires : Père mort d'une attaque d'apoplexie.

Antécédents personnels : Toujours bien portant ; le malade n'a aucune trace de syphilis, ni aucun symptôme d'alcoolisme.

Le 9 décembre 1889, il reçoit un coup de pied de cheval sur la partie antérieure du genou gauche, puis un second au niveau de la partie postérieure et supérieure de l'avant-bras droit.

Aussitôt le coup de pied de cheval reçu sur l'avant-bras droit, le malade ressentit une douleur assez vive au point frappé ; il ne pouvait, à cause de cette douleur, fléchir complètement l'avant-bras sur le bras ; il arrivait à peine à les mettre à angle droit. Il n'a senti aucun craquement à la partie antérieure du bras, au moment où il essayait de se relever ; il n'a pas non plus souffert de cette partie aussitôt après son accident.

On constate après un gonflement considérable de tout le membre, mais plus accentué dans la région du coude.

Le 11 décembre, le gonflement ayant un peu diminué, le malade s'aperçoit par hasard, en passant la main sur le pli du coude droit, qu'il avait, au point occupé actuellement par la tumeur, une grosseur du volume d'une noisette, indolente spontanément.

Les mouvements n'étaient pas douloureux ; il en était de même de la pression. La petite tumeur était moins dure qu'elle ne l'est actuellement.

Depuis ce moment, elle a grossi peu à peu sans jamais présenter aucune période d'accroissement rapide. La peau n'a pas changé de couleur à son niveau.

Depuis le 20 décembre, le malade se plaint d'une douleur légère au niveau de la tumeur ; elle ne se produit qu'à l'occasion des mouvements. Au repos, il ne souffre pas, s'il laisse son bras à l'air, mais la chaleur du lit réveille la douleur.

Le 8 janvier 1890, en examinant le membre malade en supination, on constate qu'il existe une saillie arrondie, peu accusée au niveau de la partie supérieure et antérieure de l'avant-bras. La peau est intacte à son niveau ; elle reste absolument mobile ; il n'y a pas de développement anormal des veines. Cette saillie est due à une tumeur située en dehors de la ligne médiane, rejetée vers le bord radial de l'avant-bras.

Arrondie dans son ensemble, elle présente en haut un prolongement qui s'engage derrière le tendon du biceps. Elle a le volume d'un petit œuf de poule. La surface, un peu rugueuse en certains points, ne présente pas de saillies considérables. On ne la sent pas, du reste, très nettement, car il semble qu'il y ait au devant d'elle une couche musculaire peu épaisse.

La consistance de cette tumeur est dure, presque osseuse ; elle est la même dans toute son étendue.

Spontanément indolente, elle devient douloureuse à un faible degré quand le bras est dans le lit, au chaud, ou quand on essaie de la mobiliser.

Tandis que le prolongement supérieur est très mobile, la tumeur elle-même a des mouvements plus limités ; cependant elle se meut sur les parties profondes, quand on met les muscles dans le relâchement complet, dans la flexion.

Les mouvements de flexion et d'extension se font bien ; l'extension est complète, mais la flexion est un peu gênée ; elle n'est pas aussi complète que du côté opposé ; les efforts pour amener la flexion forcée sont un peu douloureux. Le biceps n'est pas atrophié. La supination est complète ; la pronation, au contraire, est limitée.

La contraction des muscles de l'avant-bras immobilise la tumeur, soit dans les mouvements de flexion du poignet, soit dans les mouvements de pronation.

OBSERVATION XIX.

(Observation XI d'AURÉGAN).

Chez le second blessé, l'empâtement du bras a persisté ; cependant, dès le 1er décembre, on assistait à la formation d'une tumeur dans le pli du coude. Les mouvements de flexion et d'extension sont très limités et presque aussi douloureux que le premier jour.

Le 16 décembre, la région antéro-inférieure du bras est le siège d'une tumeur du volume d'un œuf de dinde, inégale, aplatie d'avant en arrière, présentant une dépression médiane et deux gros noyaux latéraux d'une dureté osseuse. Sur ce noyau interne, plus volumineux, on sent battre l'artère humérale et l'on rencontre le nerf médian déjeté en dedans ainsi que l'artère.

La tumeur, prise entre les doigts, se laisse déplacer latéralement ; elle remonte dans les mouvements de flexion de l'avant-bras et ne paraît pas avoir contracté d'adhérences dans la profondeur.

C'est un hématome du brachial antérieur, résultant de la déchirure de ce muscle, à sa partie inférieure, survenue dans la contraction exagérée des muscles du bras, essayant d'atténuer les conséquences de la chute.

Ainsi que le premier blessé, celui-ci a été immobilisé, soumis à un massage méthodique trois fois par jour et cependant l'évolution de l'épanchement sanguin sera lente à venir. Il y a lieu de se demander si elle se fera complètement, si l'on n'a pas à craindre une transformation cartilagineuse ou même osseuse de cette masse indurée, par suite, une limitation des mouvements de l'avant-bras sur le bras, et si, un jour, ne surgira pas l'indication d'intervenir à main armée.

Nous ne croyons cependant pas qu'une intervention soit opportune en ce moment, et nous n'avons l'intention d'opposer à cette lésion que le massage et l'électrisation ayant pour objet la résorption du liquide épanché et l'entretien des masses musculaires.

En résumé, on se trouve en présence de deux jeunes soldats atteints tous deux d'hématomes du pli du coude, survenus à la suite d'une luxation du coude et provenant, chez l'un, de la rupture des vaisseaux péri-articulaires, chez l'autre, de la déchirure du brachial antérieur.

OBSERVATION XX.

Entorse du coude gauche, *formation d'un ostéome consécutif* ; Par le Dr Buffét-Delmas, Professeur à l'École de Médecine de Poitiers. (*Poitou médical*, 1er février 1897).

RÉSUMÉ.

Le 10 novembre 1896, X..., âgé de huit ans, tombe de sa hauteur sur le coude gauche ; cependant il reste à l'école jusqu'à quatre heures, sans se plaindre autrement de sa chute, et après avoir tenu son membre supérieur en écharpe.

A son arrivée chez lui, ses parents constatant un gonflement général de la région, appellent un médecin qui s'assure que les trois os de l'articulation du coude sont en place et prescrit des frictions et le repos.

Le 12 novembre, M. Buffet-Delmas est appelé auprès du petit malade : le coude gauche présente une enflure généralisée, mais très modérée ; le V formé entre les muscles épitrochléens et les muscles épicondyliens, occupé par l'insertion inférieure du biceps et du brachial antérieur, reste visible ; les trois os du coude sont absolument en place et les mouvements de flexion, d'extension de l'avant-bras sur le bras sont possibles, de même que ceux de pronation et de supination, sans provoquer des douleurs bien vives.

Je fais immédiatement une première séance de massage, deux d'un quart d'heure de durée ; je renouvelle le massage les 14, 16, 18, 20 et 22 novembre, pendant le même temps ; je le faisais suivre à chaque fois de mouvements.

Sous l'influence de ce traitement, le gonflement diminue sensiblement ; le petit malade, assez pusillanime, se plaignait bien un peu pendant les mouvements de flexion et d'extension de l'avant-bras sur le bras, cependant ces deux mouvements arrivaient presque à leur maximum.

Je laisse l'enfant le 22 novembre, recommandant qu'on lui fît faire des mouvements progressifs afin d'achever la guérison.

Quelques jours après, il est conduit à la consultation de mon collègue, M. le Dr Malapert, qui ne constate rien d'anormal également et recommande les mêmes précautions.

Le 11 décembre, me trouvant dans le voisinage, je suis appelé à revoir l'enfant : la situation a bien changé depuis ma dernière visite.

Le membre supérieur a repris sa forme et ses dimensions ; il n'existe plus trace de gonflement ; par contre, l'avant-bras est un peu plus fléchi sur le bras, et quand on essaie de faire l'extension, on se sent arrêté par une tumeur assez dure, située en avant de l'extrémité inférieure de l'humérus et formant comme une sorte de chevalet au-dessous du biceps.

Mon collègue, M. le Dr Malapert est rappelé, et nous voyons le petit malade ensemble le 13 décembre.

Nous trouvons en avant de l'articulation du coude, dans l'endroit indiqué, une tumeur du volume d'un gros œuf de pigeon, résistante au toucher, non réductible à la pression, mobile dans le sens transversal ; pendant les mouvements de flexion et d'extension de l'avant-bras sur le bras, elle ne change ni de situation, ni de volume, ni de consistance. Elle ne présente enfin aucune espèce de battements, et n'est pas soulevée par l'artère humérale que l'on trouve refoulée sur son côté interne.

Les trois os sont en situation normale ; donc il n'y a ni fracture, ni luxation.

Les mouvements de flexion et d'extension de l'avant-bras sur le bras sont sans influence sur la tumeur ; donc il ne s'agit pas d'un arrachement de la tubérosité bicipitale du radius ou de l'apophyse coronoïde du cubitus.

De même et pour les mêmes raisons, il n'y a ni rupture, ni hernie musculaire.

Il n'y a pas de réduction à la pression : donc il ne s'agit pas d'une hernie de la synoviale encore en communication avec l'articulation.

Cette même raison et l'absence de battements éloignent l'idée d'un anévrysme.

Restait donc l'hypothèse d'une tumeur formée de toutes pièces, dans le cul-de-sac supérieur et antérieur de l'articulation du coude, sous les muscles biceps et brachial antérieur, ou entre ces muscles ; tumeur dure, à développement rapide, mais dont il est impossible de déterminer la nature.

Nous proposons de faire photographier le membre supérieur, et, grâce à l'extrême obligeance de M. Garbe, professeur à la Faculté des Sciences, nous pouvons faire procéder à cette opération quelques jours après.

Le coude mesurait 6 cent. 5 de largeur, et il a été photographié dans deux positions différentes ; d'abord en demi-flexion, le bord cubital de l'avant-bras reposant sur la plaque sensible, autant du moins que la possibilité d'étendre l'avant-bras le permettait.

Quoique le petit malade ait beaucoup remué, les résultats sont fort intéressantes.

Tout d'abord, on constate l'intégrité absolue des os ; on peut même voir que les points d'ossification complémentaire de l'extrémité inférieure de l'humérus, de la pointe de l'olécrâne, et de la cupule du radius, ne sont point encore soudés à leurs os respectifs, ce qui est normal, étant donné l'âge du malade.

Mais la photographie nous donne des indications beaucoup plus importantes : en avant de l'extrémité inférieure de l'humérus, existe l'ombre de notre tumeur, sous forme d'une ellipse à grand diamètre, parallèle, ou à peu près, à l'axe de l'humérus, éloignée de la face antérieure de cet os de moins d'un demi-centimètre. Vous pouvez constater, de plus, que la portion centrale de la tumeur donne une ombre moins épaisse que la périphérie. (Voir Radiographie 1, page 91).

Ces détails nous permettent de conclure :

1° Que la tumeur dont il s'agit est de nature osseuse ;

2° Que l'ossification est plus avancée à la périphérie qu'au centre ;

3° Que la tumeur n'est pas due à un fragment d'os arraché, autour duquel se seraient formées des couches d'os concentriques.

OBSERVATION XXI.

Ostéome du brachial antérieur. Radiographie. Opération ; guérison.
(Recueillie dans le service de M. Reynier, Chirurgien de Lariboisière).

X..., 15 ans, entre le 21 octobre 1898, salle Ambroise Paré.

Quelques semaines auparavant, à la suite d'une chute il s'était fait une luxation du coude en arrière. Un médecin avait réduit cette luxation d'une façon parfaite, si bien qu'au bout d'une huitaine de jours, il avait pu se servir de son bras Mais peu-à-peu était survenue une difficulté d'extension de l'avant-bras sur le bras.

Le coude était fléchi et les tentatives d'extension étaient un peu douloureuses.

Il crut cependant devoir continuer son travail et ce fut aussi l'avis du médecin qui avait réduit sa luxation. Au bout d'un mois, l'extension était absolument impossible et ce malade fut adressé à M. Reynier qui, au premier examen, reconnut à la palpation, au-dessus de l'articulation, à la face antérieure de l'humérus, une masse, de dureté osseuse, une sorte d'exostose, et la première impression fut qu'il s'agissait d'un fragment osseux, autrefois détaché, et qu'il y avait eu luxation compliquée de fracture intra-articuculaire ; la luxation était bien réduite, mais il s'était formé, au niveau de la fracture, une exubérance osseuse, et ce fait est fréquent à l'âge de notre malade. Ce fut d'ailleurs l'impression de tous ceux qui virent alors ce jeune homme.

Avant de songer à une intervention, M. Reynier fit faire une radiographie du coude et on vit alors qu'il s'agissait d'une masse osseuse franchement au-dessus de l'articulation, à quatre ou cinq centimètres plus haut, à base humérale volumineuse, allant s'effiler en aiguille au niveau de l'apophyse coronoïde : une véritable stalactite osseuse. (Voir Radiographie II, page 91). Devant cette radiographie, M. Reynier rectifia son diagnostic ; évidemment il n'y avait pas eu fracture du bras, elle était normalement consolidée, et c'est d'ostéome qu'il s'agissait. M. Reynier pensa à un ostéome du brachial antérieur.

En saisissant entre deux doigts le brachial antérieur, on sentait que la masse y était contenue ; la tumeur, immobile, adhérente à l'humérus, empêchait les mouvements d'extension et de flexion. Il n'y avait aucun symptôme de complication.

Opération. — Incision sur la ligne axiale du coude; mise à nu des masses musculaires. On tomba sur une tumeur en pleine fibre musculaire, dissociant les faisceaux du brachial antérieur et dont la pointe allait s'effilant jusqu'au-dessus de l'apophyse coronoïde. Cette production n'était pas encapsulée et il fallut la disséquer complètement. On fit sauter à l'ostéome sa large base d'implantation humérale. Cette section faite, il restait à son niveau, sur l'humérus, du tissu spongieux, et sur le conseil autorisé de M. Delorme, on gratta, avec la gouge de Legouest, ce tissu spongieux, jusqu'au tissu compact, éburné, de l'os.

L'opération était alors complète. Elle fut d'ailleurs assez laborieuse, car il fallut, en cette région un peu périlleuse du pli du coude, dissocier d'entre les fibres musculaires et tendineuses cette masse osseuse qui s'y était comme infiltrée.

L'opéré n'eut pas de fièvre, mais malgré toutes les précautions antiseptiques, il se forma quelques gouttes de pus à la partie supérieure de la suture cutanée, et on dut faire sauter un fil. Il partit radicalement guéri au bout de trois semaines. Les mouvements d'extension avaient repris toute leur amplitude et s'accomplissaient sans la moindre douleur.

OBSERVATION XXII.

Ostéome du brachial antérieur. Ablation, guérison (Recueillie dans le service de M. Reynier, à Lariboisière).

G. Raymond, 23 ans, entre le 22 février 1899 à Lariboisière. Il a reçu un coup de pied de cheval, le 4 janvier, au niveau du coude. Un médecin qui le vit, dit qu'il n'avait pas de fracture et le malade, tout en souffrant, continua son travail. Une quinzaine de jours après, il s'aperçut que les mouvements de flexion devenaient de plus en plus difficiles et qu'une grosseur se formait au-dessus du coude, gênant les mouvements de l'articulation. C'est alors que, voyant que les mouvements de flexion devenaient tout-à-fait impossibles, le coude ne pouvant pas dépasser l'angle droit, il se décida à entrer à l'hôpital.

A son entrée, nous constatons que le mouvement d'extension complète est impossible. Le bras reste toujours fléchi. Les mouvements de flexion sont également limités et on ne peut qu'arriver à mettre le coude en angle droit. Les os sont en place. La mensuration classique étant faite, on n'a aucun doute à ce sujet. Au devant du coude, on sent une tumeur allongée, très dure, de la grosseur d'une noix à la partie supérieure, partant de 3 travers de doigt au-dessus de l'articulation et descendant jusqu'au-dessous du pli de flexion du coude. Cette tumeur est mobile dans le sens transversal, à sa partie inférieure. A sa partie supérieure, elle semble faire corps avec l'os ; elle occupe la position du brachial antérieur et paraît être contenue dans le muscle.

A la palpation, on n'éveille aucune douleur. Le diagnostic est posé d'ostéome du brachial antérieur.

La radiographie est faite, qui montre, en effet, une sorte de stalactite osseuse partant de l'humérus et venant se terminer en aiguille vers le bas, au niveau de la pointe de l'apophyse coronoïde du cubitus.

Le 27 février, opération. — Incisant directement sur la tumeur, on met à nu les fibres du brachial antérieur et on arrive sur une tumeur osseuse qu'avec la rugine et le bistouri on dissèque dans l'épaisseur du muscle. On arrive ainsi sur son point d'implantation. Ce point d'implantation est sur la face antérieure de l'humérus, sur une surface de 4 à 5 centimètres ; avec la gouge à main, on détache cette tumeur osseuse et on met à nu la surface éburnée de l'humérus. On dissèque la tumeur presque au niveau de l'apophyse coronoïde où elle s'attache par un prolongement comparable à l'aiguille d'une stalactite.

Après hémostase aussi complète que possible, on referme la plaie, en laissant un petit drain à la partie inférieure. Pansement à la gaze iodoformée. Compression ouatée.

Les *suites* de l'opération, pendant les premiers jours, furent bonnes. Pas de fièvre.

Au bout de deux jours, on retire le drain.

Le 9e jour, légère ascension de température ; on enlève le pansement ; par l'ouverture du drain s'écoule du sang dû à un hématome qui s'est formé. Désunion de 2 points de suture inférieurs et drainage avec une mèche de gaze.

Les jours suivants, légère suppuration à cet endroit, qui d'ailleurs resta limitée.

Le malade sortit guéri 20 jours après, complètement cicatrisé et ayant retrouvé tous les mouvements de son bras.

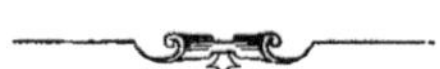

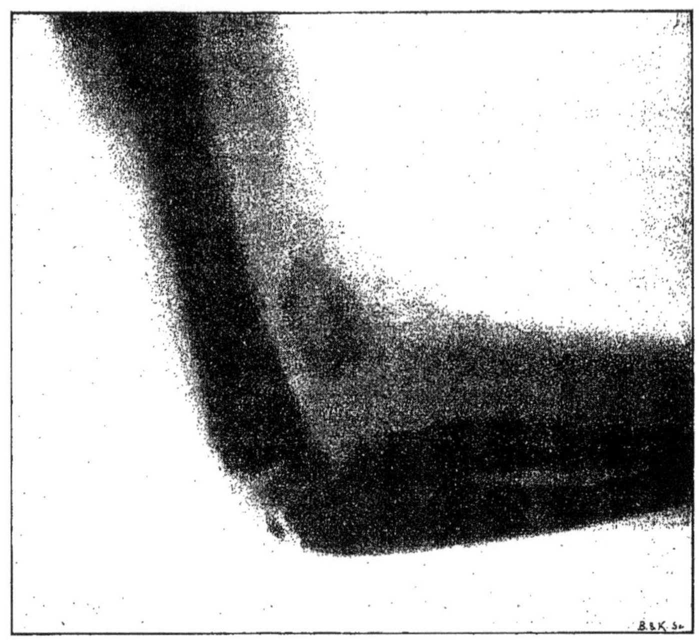

Radiographie I, montrant l'ostéome décrit dans l'Observation XX, de M. le Dr Buffet-Delmas.
On voit les deux zones concentriques de tissu osseux différent.
(Due à l'extrême obligeance de M. Buffet-Delmas).

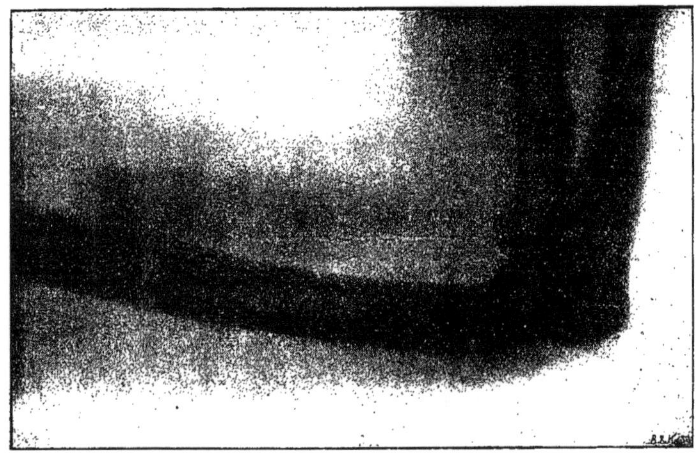

Radiographie II, due à l'obligeance de M. Reynier et de M. Le Gentil (Observation XXI).

INDEX BIBLIOGRAPHIQUE.

TRAITÉS CLASSIQUES.

Cruveilhier. — *Anat. path.*, III, 869.

Malgaigne. — *Traité des Luxations*, 580.

Gosselin. — *Cliniques*, III, 300.

Hayem. — *Dict. encyclop.*

Le Dentu. — *Dict. Méd. et Chir. prat.*, XXIII, 298.

Lejars. — *In* Duplay et Reclus, I, 779.

Reclus. — *Path. ext.*,1888, 208.

Pierre Delbet. — *Traité de Chir. et Thérap. de Le Dentu,* I, 519.

Ziegler. — *Anat. path.* Trad. franc., 355.

Ranvier. — *Histologie*, 2ᵉ édit.,349.

MONOGRAPHIES, MÉMOIRES, OBSERVATIONS, etc.

1811. Combes Brassard.— *Sur la fracture de l'apophyse coronoïde. Milan,*1811.
— Cité par Charvot.

1833. J.-F. Lobstein. — *Traité d'Anat. path* , Paris, II, 352.

1834. Rodgers. — *Ossification du tissu musculaire.* Anal. in *Gaz. méd.*,547.

1839. Testelin et Dambressi. — *Rhumatisme terminé par l'ossification des muscles, Gaz. med.,* 170.

1840. Mascarel. — *Soc. Anat.*, 396.

1843. Pigné. — *Soc. Anat.,* 11.

1844. Lebert. — *Soc. Anat.,* 78.

1848. Broca. — *Soc. Anat.,* 15.

1850. Demarquay. — *Soc. Anat.*, 37.
Deville. — *Soc. Anat.*
Broca. — *Soc. Anat.*

1852. Verneuil. — *Soc. Anat.,* 75.

1855. Barth. — *Soc. Anat.*, 3 et 4.
Broca. — *Soc. Anat.*
Houel. — *Soc. Anat.*

1855. Billroth. — *Deutsche Klin.* Trad. franc., 515.

1860. Hutchinson. — *Med. Times and Gaz.*, I, 317.

1861. W. Skinner. — *Remarques sur un cas d'ossification des muscles. Med. Times and Gaz.* I, 413. Anal. *in Gaz. med.*, 1862, 293.

.1864. Pelvet. — *Soc. anat.*, p. 132.

1866. Desprès. — *Tumeurs des muscles, Thèse,* concours.

1867. Zöllinger. — *Ein Fall von ausgedehnten pathologischen Verknöcherung.* — Dissert., Zurich.

1868. Gillette. — *Soc. Anat.*, 595.
   Desprès. — *Soc. Anat.*

1869. Delens. — *Soc. Anat.*, 76.

1869. Haltenhoff. — *Arch. gén. Méd.*, II, 567.

1869. Münchmeyer. — *Ueber myositis ossificans progressiva. Zeitschrift für ration. Med.*, Bd XXXIV, 9.

1869. Virchow. — *Pathologie des tumeurs.* Trad. franc par Broussohn, Paris, II, 79.

1873. Podrazki. — *Wiener med. Zeitschrift,* n° 22.

1874. Virchow. — *Pathologie cellulaire.* Trad Straus, Paris, 509.

1874. Josephson. — *Ueber Osteome in der Adduction Muskeln von Cavalleristen. Deutsche Milit. Zeitschrift.*

1875. Gerber. — *Ueber Myositis ossificans progressiva.* Dissert., Wurtzburg.

1875. Bourguignon. — *Thèse,* Paris.

1876. Chuquet. — *Soc. anat.*, 726.

1876. Huth. — *Un cas de myosite ossifiante. Allg. med. centr. Zeitung* et *France méd.*, n° 75.

1878. Karl Mays. — *Ueber die sogenannte Myositis ossificans progressiva.* — Anal. in *Arch. gén. Méd.*, 1879, II, 100.

1878. Bouveret. — *Thèse,* Paris.

1879. V. Mosetig. *Wiener med. Woch.*, n° 39.

1879. H. Helfkrich. — *Ærlztl Intelligenzblatt.*, Munchen, n° 45. Anal. in *Revue des Sc. méd.*, 1881, XVIII, 606.

1881. Charvot. — *Étude clinique sur les épanchements sanguins du pli du coude. Revue Chir.*, 705.

1881. Farabeuf. — *Rapport sur un cas d'ostéome musculaire de la cuisse.* — *Soc. Chir.*

1883. Kummel. — *Myositis ossificans progressiva. Arch. f. klin. Chir.*, n° 29, 615.

1886. Simpson. — *Myosite ossifiante consécutive à un traumatisme.* — *Brit. m. Journ.*, nov. 1889, 1026.

1886. Kreiss. — *Primärer schwiegliger Myositis der Wadungmuskeln.* — *Berl. klin. Woch.*

1886. Lemarignier. — *Évolution des hématomes traumatiques.* Th., Paris, 1886.

1887. Meinhold. — *Deutsche Milit. Zeistschrift,* 340.

1887. Charvot et Couillaut. — *Ruptures musculaires chez les cavaliers.* — *Rev. Chir.*

1888. Favier. — *De l'ostéome des muscles adducteurs chez les cavaliers.* — *Arch. de Méd. mil.*, XI, 393-499.

1888. Orlow. — *Wiener med. Wochen.*

1889. Lalesque. — *Soc. Méd. Bordeaux*, 16 janvier 1889.

1889. Ferron. — *Soc. Anat. Bordeaux*, cité par Charvot.

1890. Schmit. — *Ostéome des muscles de la cuisse chez les cavaliers*. — *Rev. Chir.*, X.

1890. Ferron. — *Gaz. Hôp. Toulouse*, oct. 93.

1890. Bard. — *Précis pièces d'Anat. pathol.*, p. 317.

1891. Aurégan. — *Études sur les hématomes musculaires*. Th., Bordeaux, n° 7.

1892. Demmler. — *Un cas d'ostéome du droit antérieur de la cuisse. L'étiologie de ces tumeurs. Arch. Méd. mil.*, II, 119.

1892. Boppe. — *Deux cas d'ostéomes musculaires. Arch. méd. mil.*, I., 125.

1892. Gazin. — *Ostéome d'un adducteur. Arch. Méd. mil.*, II., 122.

1892. Ladrevoit. — *Ostéome double; suppuration et résorption de l'un. Arch. Méd. mil.*, II., 447.

1893. Guépin. — *Ostéome du brachial antérieur. Soc. Anat.*, 275.

1893. Nimier. — *Ostéomes des muscles. Gaz. Hebd.*

1893. Michaux et Berger. — *Société de Chirurgie.*

1893. Ramond. — *Hémato-ostéomes du moyen adducteur. Arch. Méd. mil.*, XXI, 456.

1894. Berthier. — *Étude histologique expérimentale des ostéomes musculaires. Arch. Méd. exper.*

1894. Rigal. — *Soc. Chirurgie*, 2 mai 1894. — *Bulletin méd.*, 6 mai.
Delorme. — *Ostéomes des cavaliers. Soc. Chir.*, 560.

1894. Yvert. — *Ostéomes des cavaliers. Soc. Chir.*, 560.

1894. Sieur. — *Ostéomes des cavaliers. Soc. Chir.*, 560.

1895. Mante. — *Recherches sur les ostéomes musculaires. Nouv. Montpellier méd.*

1895. Eichhorst. — *Arch. Virchow.*, 139.

1897. Mouchet. — *Arthrite sèche ; ostéome, 63 ans. Soc. Anat.*, 526.

1897. Hepp. — *Soc. Anat.*, 957.

1897. Buffet-Delmas. — *Ostéome consécutif à une entorse du coude. Radiophotographie. Poitou médical*, 1er février 1897.

1898. Depage. — *Arch. Bruxelles.*

1898. Brault. — *Société de Chirurgie.*

1899. P. Reynier. — *Des ostéomes musculaires. Presse méd.*, 14 juin. 2 radiophotographies.

TABLE DES MATIÈRES.

Le Mans. — Impr. de l'Institut de Bibliographie. — Juillet 1899.

www.ingramcontent.com/pod-product-compliance
Ingram Content Group UK Ltd.
Pitfield, Milton Keynes, MK11 3LW, UK
UKHW022106070726
13613UKWH00002B/952